CONTRIBUTION A L'ÉTUDE

DE LA

COLOTOMIE LOMBAIRE

EN FRANCE

DANS LE CANCER DU RECTUM

PAR

G.-B. DIARD

DOCTEUR EN MÉDECINE DE LA FACULTÉ DE PARIS

Ancien interne des Asiles d'Aliénés.

PARIS

ALPHONSE DERENNE

52, Boulevard Saint-Michel, 52

1881

CONTRIBUTION A L'ÉTUDE

DE LA

COLOTOMIE LOMBAIRE

EN FRANCE

DANS LE CANCER DU RECTUM

PAR

G.-B. DIARD

DOCTEUR EN MÉDECINE DE LA FACULTÉ DE PARIS

Ancien interne des Asiles d'Aliénés.

<hr>

PARIS

ALPHONSE DERENNE

52, Boulevard Saint-Michel, 52

1881

A LA MÉMOIRE

DE MES PARENTS ET GRANDS-PARENTS

A MA FAMILLE

A MES AMIS

CONTRIBUTION A L'ÉTUDE

DE LA

COLOTOMIE LOMBAIRE

EN FRANCE

DANS LE CANCER DU RECTUM

INTRODUCTION

Il y a quelques mois il nous a été donné d'observer dans le service de clinique chirurgicale de M. le professeur Trélat à l'hôpital Necker un malade atteint de rétrécissement cancéreux du rectum. Le cas était difficile et l'intervention chirurgicale fut longuement discutée devant nous dans une remarquable leçon clinique du professeur. La colotomie lombaire fut résolue et pratiquée suivant un mode opératoire qui nous a frappé par sa précision. L'idée nous vint alors de faire dans les auteurs quelques recherches sur cette opération si rare en France que M. Trélat pouvait dire dans sa leçon : « *On compte actuellement chez nous les chirurgiens qui l'ont exécutée une fois.* »

C'est précisément cette rareté des cas de colotomie lombaire dans notre pays qui nous a engagé à restreindre cette étude à la pratique française.

Dans ce travail inaugural nous avons l'intention de présenter le résultat de ces recherches. Que faire en présence de certains rétrécissements cancéreux du rectum? Comment faut-il intervenir? Pourquoi choisir la colotomie lombaire de préférence à toute autre opération? Dans la première partie de cette thèse, nous essaierons de répondre à ces différentes questions en faisant ressortir les avantages et les inconvénients de cette intervention, non pas curative, mais seulement palliative.

Dans une seconde partie, nous étudierons les différents procédés de colotomie lombaire usités jusqu'à ce jour, en terminant par l'exposé du manuel opératoire pratiqué devant nous par M. le professeur Trélat.

Que cet éminent maître veuille bien nous permettre de lui offrir ici nos sincères remerciements pour avoir daigné accepter la présidence de ce modeste travail qu'il a d'ailleurs inspiré par son savant enseignement.

Que notre excellent ami R. Jamin, interne des hôpitaux, reçoive également l'expression de notre gratitude pour les conseils qu'il a eu la complaisance de nous donner au cours de ce travail.

PREMIÈRE PARTIE

CHAPITRE I

L'observation du malade qui nous a suggéré l'idée de cette thèse nous paraît devoir être placée ici en première ligne. Nous la ferons suivre de la discussion du mode d'intervention appliquée à ce cas particulier, discussion qui aboutit à l'adoption de la colotomie lombaire.

Observation I (personnelle)

M. C... Arsène, cultivateur, agé de 23 ans, entre le 20 mai 1881, à l'hôpital Necker dans le service de clinique chirurgicale de M. le professeur Trélat (salle Saint-Pierre, lit n° 22).

Né dans le département du Lot d'une famille de cultivateurs aisés, ce garçon raconte que tous ses parents sont bien portants et qu'il n'a jamais entendu dire qu'aucun d'eux eût été atteint d'une tumeur quelconque. Lui-même vante sa santé habituelle qui fut excellente jusqu'au commencement de l'année dernière.

Dans le courant de mars 1880 (il y a donc maintenant quinze mois environ) il s'aperçut sans en pouvoir trouver la raison que ses forces diminuaient considérablement ; il maigrissait, pâlissait, et devenait très sensible au froid. En outre à différentes reprises il remarqua des taches de sang sur sa chemise au niveau de l'anus. Il ne souffrait pas encore du ventre, non plus qu'en allant à la garde-robe, mais ses selles devenaient plus fréquentes et ses matières de plus en plus petites ; celles-ci étaient en outre très souvent striées de sang et de mucosités blanchâtres.

Peu à peu la défécation devint pénible et même très difficile. C'est alors que ce jeune homme s'adressa à un médecin de Figeac qui après avoir prescrit diverses médications internes et constaté leur inefficacité absolue pendant plusieurs mois se décida, il y a environ six mois, à faire l'ablation d'une tumeur ano-rectale. Celle-ci, au dire du malade qui l'a vue et touchée après son extirpation, consistait en une sorte de chapelet formé de quatre ou cinq productions blanchâtres, dures, arrondies, ayant à peu près le volume de noyaux de cerise.

La plaie operatoire se cicatrisa promptement mais l'amélioration ne fut que très passagère. Bientôt les selles redevinrent sanguinolentes et constituées par des matières de plus en plus effilées ; en un mot les symptômes de rétrécissement reprirent toute leur intensité première qu'ils ne tardèrent même pas à dépasser. Ce que voyant, son médecin de Figeac lui conseilla de venir se faire opérer à Paris où il n'était que depuis quelques jours lors de son entrée à l'hôpital.

Notons que depuis l'ablation de la tumeur ano-rectale l'état général du malade n'a fait que s'aggraver.

Aussi à son entrée à l'hôpital Necker (22 mai) on est tout d'abord frappé de la pâleur et de l'amaigrissement de ce garçon ; il paraît profondément cachectique.

Après avoir entendu son histoire on procède à l'examen des parties.

Le ventre est souple, sans ballonnement ; la fosse iliaque gauche est mate. L'anus est largement ouvert par suite de l'opération pratiquée l'an dernier et aussi à cause de l'induration des parois rectales ; il laisse écouler presque continuellement une sanie sanguinolente et ne livre passage qu'à ces matières très dures du volume d'un crayon et qui ne sont expulsées qu'avec les plus grands efforts.

Le toucher rectal fait reconnaître l'existence d'une tumeur remontant très haut, car si profondément que le doigt puisse être introduit on n'arrive pas à délimiter la partie supérieure du néoplasme. L'intestin semble envahi dans tout son pourtour. La tumeur paraît au doigt être constituée par de gros mamelons fongueux et des anfractuosités ulcérées qui saignent très facilement. Par sa face profonde, elle est très adhérente à la concavité sacro-coccygienne, et n'est, par conséquent, point mobile.

Après avoir longuement discuté l'opportunité d'une intervention chirurgicale quelconque et le mode de cette intervention, M. le professeur Trélat résolut de pratiquer la colotomie lombaire. L'opération fut exécutée le 31 mai par le procédé que nous exposons plus loin en détail.

Les suites de l'opération furent absolument heureuses et sans aucune réaction fébrile appréciable. Voici du reste la température axillaire du malade notée matin et soir :

31 mai. — Soir. . . . . 38,8 (jour de l'opération)
1er juin. — Matin 38
—   Soir. 38,4
2 juin. — Matin 37,8
—   Soir. 37,0
3 juin. — Matin 36,8
—   Soir. 37,8
4 juin. — Matin 37,4
—   Soir. 37,6

La température se maintint ainsi excellente pendant environ trois semaines ; elle oscillait entre 37° et 38°. Les fils avaient été enlevés sans accident le sixième jour : la réunion semblait complète. Cependant, quelques jours après, un petit abcès développé sur le bord inféro-interne de l'incision décolla légèrement cette lèvre de la plaie. Ce petit incident fut sans conséquence sérieuse.

Vers le vingt-troisième jour après l'opération, le malade sans aucune cause appréciable fut pris le soir vers cinq heures et demie d'un frisson violent et la température monta tout à coup à 40°. Cette hyperthermie persista pendant près d'une semaine, mais n'amena d'ailleurs aucune autre complication.

Au commencement du mois d'août, le malade qui restait déjà depuis quelque temps assis dans un fauteuil une grande partie de la journée commença à marcher. L'état général en effet semblait s'améliorer ; les forces revenaient un peu ainsi que l'appétit ; la pâleur diminuait, la langue était bonne. Quant aux selles sans être volontaires elles étaient du moins si régulièrement intermittentes que le malade aurait pu à heure fixe se placer sur un bassin pour vaquer à la défécation. L'anus vrai ne donnait plus passage qu'à un écoulement pour ainsi dire continuel de sanie sanguinolente qui se transformait quelquefois en véritables hémorrhagies.

Pendant les mois d'août et de septembre, l'opéré aidait souvent les infirmiers aux divers travaux de propreté de la salle et nous l'avons vu à plusieurs reprises pousser devant lui une petite voiture assez pesamment chargée.

Aujourd'hui (novembre 1881) l'anus artificiel continue à fonctionner normalement et à livrer passage à l'écoulement régulier et intermittent des matières fécales. Il existe un peu de renversement de la muqueuse intestinale, mais l'orifice ne s'est pas rétréci et l'on n'a jamais eu besoin de recourir à sa dilatation par un moyen quelconque.

Malheureusement la néoplasie cancéreuse a fait, ces temps derniers, des progrès considérables notamment vers le foie et notre jeune malade a en ce moment un ictère de mauvais augure. Néanmoins on peut admettre que l'heureuse opération qui lui a déjà prolongé l'existence de plus de cinq mois lui a certainement apporté de grands soulagements et a peut-être entravé la marche progressive de la néoplasie et de la cachexie cancéreuses.

Nous disions en commençant ce travail que M. Trélat en présence de ce cas s'était demandé si la chirurgie devait rester complètement désarmée ; notre jeune malade arrivait à l'hôpital pâle, émacié, cachectique, en un mot souffrant par-dessus tout de son rétrécissement rectal et de l'obstruction intestinale qui allait être très prochainement fatale si l'on n'intervenait pas. Diverses opérations peuvent être tentées en France en pareille occasion : mais dans le cas particulier à laquelle devait-on avoir recours?

Devait-on essayer l'*ablation* de la tumeur ? La *rectotomie* était-elle possible? fallait-il se résoudre à ouvrir un *anus artificiel?*

Telles sont en effet les trois méthodes opératoires en usage dans notre pays dans les cas de cancer du rectum.

§ 1. — *Ablation*

Chez nos voisins d'Outre-Manche et d'Outre-Rhin, deux opinions extrêmes sont en présence au sujet de cette opération. D'une part les chirurgiens anglais la rejettent presque entièrement, la proclamant comme Curling « un acte détestable » ou comme Smith « barbare et anti-scientifique ». Allingham lui-même prétend que les petits épithéliomas de la marge de l'anus seuls doivent être enlevés. Ces praticiens si prodigues de colotomie sont, il nous semble, dans ce cas d'une pusillanimité bien exclusive.

Les Allemands versent dans l'excès contraire : l'ablation du rectum est leur méthode favorite et rien n'égale leur audace dans son application. Peu leur importe que la tumeur soit limitée ou non, qu'elle ait ou non envahi les organes environnants, que le péritoine soit sain ou compromis, ils opèrent alors même que le résultat de cette intervention est de constituer un horrible cloaque où viennent aboutir la vessie, le vagin, l'intestin... L'un d'eux Bardenheuer n'a-t-il pas osé extirper un cancer de l'S iliaque remontant à plus de trente centimètres et suturer le colon à l'anus.

La chirurgie française n'adopte ni ces témérités des Allemands, ni la répulsion des Anglais ; elle procède avec éclectisme, elle ne se décide à mutiler le malade que si la tumeur peut être enlevée en totalité avec des chances de survie, suffisamment longues et ne constituant pas pour le patient un véritable martyre. Aussi, chez nous, le nombre des cas d'ablation est-il assez restreint. M. L. H. Petit, dans un mémoire paru en octobre 1878, n'a pu réunir que 52 cas publiés en France jusqu'à cette époque.

Nous manquons de renseignements sur le chiffre des guérisons obtenues en Allemagne et nous ne savons comment le succès y répond à l'audace. Fût-il, ce qui nous paraît invraisemblable, supérieur à celui que nous mentionnerons tout à l'heure pour notre pays, il nous semble que l'humanité doit protester contre ces extirpations à outrance ; n'est-il pas d'autre moyen exposant moins la vie des malades et surtout ne faisant pas aux malheureux survivants un supplice des quelques jours qu'on prétend leur conserver.

Sur les 52 cas recueillis en France par M. Petit, on compte 17 morts et 35 guérisons, soit 67 pour 100 de succès, malgré toutes les précautions apportées au choix des cas où l'opération a été pratiquée. Il est vrai que cette léthalité de 33 pour 100 sera sans doute diminuée par les progrès de la chirurgie antiseptique, mais ces modifications devant s'appliquer aux autres procédés, leur résultat comparatif ne nous semble pas en devoir être sensiblement influencé.

Néanmoins la gravité relative de l'ablation (un décès sur trois cas) ne serait pas un argument suffisant à lui opposer puisque, avec la rigueur de nos pansements, nous avons l'espoir de diminuer sensiblement le nombre des causes de mort qui chargent la statistique (phlébite, infection purulente, érysipèle, phlegmon diffus...). Malheureusement cette opération avec ses apparences curatives est tout au plus palliative. Guérir le cancer du rectum d'une manière absolue, on n'ose pas même y songer car on vient toujours se heurter à la fatale récidive. Malgré quelques faits attestant que celle-ci peut se faire attendre pendant plusieurs années (Billroth, Nussbaum, Schuh....) (1), sur 8 malades opérés par lui, M. L. Labbé a vu 8 fois la tumeur se reproduire en moins de dix mois au plus tard (*Gazette hebdomadaire de médecine et de chirurgie*, 4 juin 1880).

Quoi qu'il en soit, l'extirpation de l'extrémité inférieure du rectum est pratiquée en France et avec juste raison, mais elle est réservée à un nombre de cas assez restreint. Dans les six premiers mois de l'année 1881, nous avons vu M. le professeur Trélat employer deux fois cette méthode. Chez un premier malade (n° 23 de la salle Saint-Pierre) opéré le 10 février 1881, la totalité de la tumeur fut enlevée sans difficulté par l'emploi combiné du bistouri, du thermo-cautère Paquelin et de l'anse galvanique. Aucun accident ne vint entraver la guérison, et la cicatrisa-

1. La *Gazette hebdomadaire* signalait dernièrement (22 juillet 1881) un cas de M. Verneuil dans lequel une malade opérée en juillet 1873 d'un cancer ano-rectal incontestable n'avait pas encore la moindre trace de récidive en juillet 1881.

tion régulière de la plaie fut des plus remarquables. Quand le malade quitta l'hôpital le 7 avril il avait engraissé et l'on ne pouvait prévoir l'époque de la récidive. Il a été revu dans le courant de juin (quatre mois après l'opération) son embonpoint se maintenait, il allait régulièrement à la selle et sans difficulté ; en un mot sa santé était excellente.

Quant au second malade opéré le 17 mars 1881, il présentait un cas moins favorable : chez lui le rétrécissement cancéreux remontait plus haut que le toucher rectal ne le faisait prévoir. Ce ne fut donc qu'une extirpation incomplète qui amena cependant une amélioration notable et assez longue. Tout dernièrement nous avons eu l'occasion de revoir ce malade : il venait d'accomplir une assez longue marche à pied pour se faire examiner à l'hôpital. Nous avons constaté que la récidive avait fait ces temps derniers des progrès considérables.

En résumé, quand le doigt introduit dans le rectum atteint sans difficultés les limites supérieures de la tumeur qui du reste n'a point dépassé la paroi de l'intestin mobile sur les tissus environnants, quand en un mot le néoplasme est peu étendu et sans adhérences l'*ablation* est indiquée.

Était-ce le cas de notre jeune malade ? Chez lui le rétrécissement remontait très haut, jusqu'au cul-de-sac péritonéal probablement, et était en outre manifestement adhérent à la concavité sacro-coccygienne ; il fallait donc songer à une autre opération.

§ 2. — *Rectotomie.*

Quand la masse cancéreuse dont on franchit l'extrémité supérieure a envahi toute l'épaisseur des parois rectales et contracté des adhérences en se propageant aux organes voisins, elle relève d'une autre méthode opératoire.

Le rectum ici n'est plus mobilisable et ne peut raisonnablement être extirpé sans provoquer ces délabrements qu'osent seuls tenter les chirurgiens allemands. Tandis que les Anglais dans ce cas préfèrent encore la colotomie et son anus artificiel, en France MM. Verneuil et Panas se préoccupant surtout des symptômes de rétrécissement ont proposé l'incision postérieure de la tumeur. Mais il est évident que cette incision doit porter sur toute la hauteur du néoplasme, sinon on n'a rien fait. Ajoutons que la résection du coccyx est parfois nécessaire.

Pratiquée avec le bistouri par M. Panas, avec l'écraseur linéaire jadis et le thermo-cautère actuellement par M. Verneuil, la rectotomie est une opération franchement *palliative* : elle ne s'adresse qu'à la sténose et à l'obstruction dont elle veut faire disparaître les inconvénients sans avoir la prétention de *guérir* le cancer par son ablation. Il est en effet remarquable de voir à la suite de cette opération la constipation cesser à l'instant, car les matières trouvent un passage facile ; par suite les douleurs s'atténuent notablement, du moins celles qui étaient sous la dépendance de la coarctation. Les malades se sentent donc immédiatement soulagés, mais hélas ici encore momentanément. L'envabissement néoplasique fait des progrès et finit par emporter le malade dont la vie a été plus ou moins prolongée par une intervention chirurgicale simple et à peu près inoffensive.

Les dangers immédiats sont nuls ou peu s'en faut, et la statistique de ces faits, peu nombreux, il est vrai, est réellement encourageante. En 1875, tant dans les communication de M. Verneuil à la Société de chirurgie que dans la thèse du Dr Cérou, six observations de cancer du rectum traité par la rectotomie linéaire avaient été publiées ; cinq malades avaient été de suite et notablement améliorés, un seul était mort de péritonite à la suite de l'opération.

La *rectotomie interne* que nous ne citons ici que pour mémoire est bien peu efficace contre les grands rétrécissements cancéreux et son emploi est plein de dangers à cause des hémorrhagies. Peut-être pourrait-on l'essayer, et encore en la faisant suivre d'une dilatation méthodique, dans quelques cas de tumeur très limitée, mais alors l'ablation nous paraîtrait préférable.

D'après ce qui précède, il est à peine nécessaire d'ajouter que chez le garçon qui fait le sujet de notre observation la rectotomie était impraticable : étant donné la hauteur qu'atteignait le cancer, fendre une partie de la tumeur eût été inutile, l'inciser en totalité était impossible. Un seul moyen d'intervenir restait au chirurgien, c'était la création d'un anus artificiel.

§ 3 — *Anus artificiel.*

C'est quand le néoplasme, ayant englobé les organes

voisins avec lesquels il ne forme qu'une seul masse, remonte trop haut pour qu'on ne puisse songer à l'ablation ou à la rectotomie sans léser la péritoine qu'on a recours à cette opération : telle est du moins la pratique française. Les Allemands, nous l'avons vu, ne se laissent pas arrêter par cette considération ; ils extirpent quand même. Quant aux Anglais c'est, on peut le dire, la seule opération qu'ils emploient communément contre le cancer du rectum : plus haut nous avons parlé de leur répugnance pour l'extirpation : ils se basent sur les dangers opératoires, l'imperfection du résultat, la certitude des récidives.

La faveur extrême dont jouit chez ces chirurgiens l'établissement d'un anus artificiel les a même entraînés jusqu'à l'appliquer aux rétrécissements simples du rectum. D'après eux, cette méthode palliative aurait sur les autres ce précieux avantage de ralentir la marche du cancer en empêchant l'irritation continuelle produite à son niveau par le contact des matières fécales et en supprimant les atroces douleurs de la défécation anale. C'est assez dire qu'en Angleterre et en Amérique cette intervention n'est point considérée ainsi qu'en France comme une ressource extrême, mais comme une opération de début.

Chez nous, au contraire, les observations d'anus artificiel dans les cas de cancer du rectum sont extrêmement rares. Dans la récente thèse d'agrégation de M. Peyrot (*De l'intervention chirurgicale dans l'obstruction intestinale*, 1880) nous trouvons mentionnées 126 colotomies lombaires sur lesquelles 7 seulement sont dues à des chirurgiens français. Relativement, il nous semble que l'entérotomie intra-péritonéale, soit par la méthode de Littre plus ou moins modifiée, soit par la méthode de Nélaton, ait été plus souvent pratiquée dans notre pays. Sur 12 faits rapportés dans la même thèse nous en comptons 6 de MM. Velpeau, Richet, Lannelongue, etc.

Nous ne referons pas ici après Vidal (de Cassis) le parallèle entre ces deux méthodes. On sait que cet auteur qui a consacré un très important chapitre de son ouvrage à l'anus artificiel trouve un nombre de succès à peu près égal pour l'un et l'autre procédé.

Dans deux rapports à l'Académie de médecine (Bulletins, t. XXI, page 931 et t. XXIV, page 423), A. Robert a également en 1856 établi la comparaison entre la méthode de Littre et celle de Callisen. Giraldés (1) et M. Guyon (2) plus récemment ont chacun dans leurs articles de dictionnaire exposé les avantages et les inconvénients de ces deux interventions, mais surtout chez les enfants atteints d'imperforation anale.

Nous nous contenterons donc d'insister plus loin sur les indications et les heureux résultats de la colotomie lombaire au point de vue qui nous occupe dans ce travail, c'est-à-dire chez les malades atteints de cancer du rectum.

1. *Nouveau dictionnaire de médecine et de chirurgie pratiques* t. II, article *Anus artificiel.*

2. *Dictionnaire encylopédique des sciences médicales.* T. V, art. *Anus artificiel.*

CHAPITRE II

C'est en France qu'est née l'idée première d'un anus artificiel, mais ce ne fut pas tout d'abord pour les cas de rétrécissement cancéreux du rectum que cette opération fut imaginée. Un chirurgien de Paris, illustre surtout comme anatomiste, Littre fit, en 1710, une communication à l'Académie des sciences au sujet d'un enfant mort à six jours d'une imperforation de l'anus : à la fin de son observation, ce savant émettait l'idée que peut-être en présence de ce vice de conformation, on pourrait, en incisant la paroi abdominale au niveau de la fosse iliaque gauche, ouvrir sur l'S iliaque un anus artificiel.

Soixante ans plus tard, en 1770, un autre chirurgien français, Pillore (de Rouen), mit en pratique l'ingénieuse théorie de Littre. Son malade était atteint de cancer squirrheux du colon et du rectum. Contrairement à l'opinion de son prédécesseur, c'est le côté droit du ventre qu'il incisa : il fit la cœcotomie.

Au mois de décembre 1783, le professeur Antoine Dubois opéra par la méthode de Littre un nouveau-né affecté d'imperforation anale et qui ne vécut que deux jours.

Le 18 octobre 1793, Duret, chirurgien de marine à

Brest, eut dans un cas semblable un succès retentissant : son opéré vécut jusqu'à l'âge de 43 ans.

Desault, en avril 1794, et Fine (de Genève) vers la même époque furent moins heureux.

Le premier travail de quelque importance sur l'établissement d'un anus artificiel chez les malades atteints de rétrécissement du rectum date de 1797 : c'est un rapport de Dumas lu à la Société de médecine de Paris, le 22 messidor, an V. Il concluait à la prise en considération de la méthode de Littre, la seule connue jusqu'alors.

En cette même année (1797) parut à Copenhague l'ouvrage de Callisen « (*Institutiones hodiernæ chirurgiæ*). » Dans le chapitre consacré à l'imperforation de l'anus le chirurgien danois dit :

« L'incision du colon descendant, au moyen d'une section pratiquée dans la région lombaire gauche sur le bord du muscle carré des lombes, pour établir un anus artificiel présente une chance incertaine ; toutefois l'intestin peut être atteint plus facilement dans ce lieu qu'au dessus de la région iliaque. »

Dans une édition ultérieure de son livre (*Systema hodiernæ chirurgiæ*, T. I. *Haffniæ* 1813), il revient sur cette opération qui depuis a porté son nom, mais il en parle comme d'un procédé connu avant lui, quoiqu'il n'en désigne pas l'auteur véritable. Il ne semble du reste lui accorder qu'une confiance très médiocre, probablement parce que l'ayant essayé une fois sur le cadavre d'un nouveau-né, il avait ouvert la cavité péritonéale sans tomber sur le colon.

Comme on le voit, de même que Littre pour la coloto-

mie iliaque, Callisen pour la colotomie lombaire ne fut
que le promoteur de l'idée. Il était réservé à un chirurgien
français d'essayer et de réussir cette opération si abandon-
née aujourd'hui chez nous et si souvent au contraire pratiquée en Angleterre. C'est en effet d'Amussat que date
l'histoire de la colotomie lombaire en France (1).

Le 18 juin 1839, il communiquait à l'Académie de
médecine une observation dont voici le résumé.

Observation II (résumée)

(*Gazette médicale de Paris*, 1839, page 306).

Madame D.... de Paris, 48 ans, apparence d'une belle santé mais
sujette depuis longtemps à une constipation opiniâtre, précédée quelquefois d'hémorrhagies rectales abondantes, éprouvait depuis longtemps aussi des douleurs vagues dans le bassin et la région lombaire.

Le 13 mai 1839, il y avait huit jours qu'elle n'avait pas été à la
selle malgré les purgatifs les plus énergiques. Le 29, la constipation
persistant, je fus consulté : je trouvai le rectum presque vide, mais à
sa partie supérieure un obstacle en forme de tumeur dure, arrondie,
peu mobile. Les douches ascendantes restèrent sans résultat.

Le 2 juin, les symptômes présentés par la malade étaient les suivants : nausées, vomissements, hoquet presque continuel, ventre sensible et fortement météorisé, circonférence abdominale presque doublée,
tranchées continuelles sans défécation, face injectée, soif vive, parole

1. C'est à l'époque où il soignait Broussais, atteint de cancer du
rectum, qu'Amussat s'occupa pour la première fois de la création
d'un anus lombaire ; il fit alors et fit faire par Breschet et ses élèves
de nombreuses recherches et expériences cadavériques au sujet du
mésocolon lombaire principalement.

brève, anxiété extrême. L'opération fut décidée après consultation et en présence de Récamier, Breschet, Barras, Puyoo, Erichesen.

Dès que la malade fut couchée sur le ventre, la poitrine et l'abdomen soulevés par des oreillers on fut frappé de la saillie du flanc gauche ; le colon lombaire y proéminait fortement entre les fausses côtes et la crête iliaque. Par avance il avait été décidé que l'on suivrait la méthode de Callisen mais en pratiquant une incision transversale. Cette incision fut faite à deux travers de doigt au-dessus de la crête iliaque depuis le milieu de cette crête jusqu'au bord externe de la masse sacro-lombaire (cinq travers de doigt en longueur). Le fascia superficialis, le grand dorsal, le grand oblique furent incisés dans le même sens et couche par couche. Le petit oblique et le transverse furent incisés de même et de plus cruciacialement ainsi que le feuillet aponévrotique sous-jacent. Enfin le tissu cellulo-graisseux ayant été réséqué avec des ciseaux courbes, la face postérieure du colon descendant apparut *largement dépourvue de péritoine*.

Après l'avoir bien reconnue deux fils furent passés en haut et en bas dans l'épaisseur des parois de l'intestin afin de le retenir et de prévenir son affaissement, puis un trocart fin plongé dans le point le plus saillant et le plus distendu donna issue à des gaz et des matières liquides en abondance. Le soulagement de la malade fut immédiat. A côté de la canule du trocart on insinua alors un bistouri boutonné qui incisa l'intestin. Par cette ouverture on fit deux injections d'eau tiède, une dans le bout inférieur, l'autre dans le bout supérieur du colon et on retira trois cuvettes de matières délayées. La plaie intestinale fut fixée à la plaie extérieure par quatre points de suture.

Suites de l'opération nulles ou presque nulles ; aucune inflammation érysipélateuse ; pas de fièvre. Seize jours après la colotomie la malade reprenait ses habitudes : les repas étaient réguliers ainsi que les garderobes et celles-ci consistaient en matières parfaitement moulées rendues deux ou trois fois dans les vingt-quatre heures.

Cette communication fut un événement à l'Académie de médecine : une remarquable discussion s'ensuivit entre

Velpeau, Gerdy, Breschet, Blandin, Récamier, etc. (Séances du 1ᵉʳ et du 8 octobre 1839).

Disons de suite ce que devint la malade, sujet de cette première observation d'Amussat; nous avons trouvé la fin de son histoire dans le n° du 3 octobre 1841 de l'*Examinateur médical*.

L'anus artificiel livrait un passage facile aux excréments, et les selles s'étaient régularisées par cette voie. La malade pouvait retenir ses matières fécales, excepté quand elle avait de la diarrhée, ce qui n'arriva du reste que dans les derniers temps. Il lui était alors facile de retirer l'appareil qu'elle plaçait sur l'anus artificiel et d'éviter ainsi la malpropreté qu'elle craignait par dessus tout. L'anus artificiel situé dans le flanc gauche offrait la forme d'une ampoule assez saillante par épanouissement de la muqueuse intestinale légèrement renversée en dehors. On introduisait facilement le doigt indicateur dans cette ouverture et l'on sentait distinctement un éperon résistant qui s'opposait au passage des fèces dans la partie inférieure du colon.

Cinq mois après l'opération, la malade succombait à une péritonite consécutive aux progrès de la néoplasie cancéreuse.

Autopsie. — L'épiploon, le mésentère et le péritoine pariétal sont littéralement couverts d'un semis de granulations cancéreuses. L'intestin grêle très distendu présente des anses accolées par de fausses membranes adhésives. Le gros intestin a conservé son calibre normal et il est parfaitement reconnaissable jusqu'au colon descendant. A partir de l'S iliaque il est impossible de distinguer le tube intestinal de la masse cancéreuse qui a complètement envahi et détruit cet intestin.

L'anus artificiel était situé à un pouce ou même un travers de doigt de la dernière fausse côte gauche. Examiné extérieurement il ne présentait de particulier que sa forme régulière, arrondie et un léger renversement de la muqueuse. En arrière et en avant de cette ouverture on voyait deux cicatrices linéaires avec la trace des deux points de suture. Du côté de l'abdomen, on voyait que cet anus avait été pratiqué sur le colon lombaire gauche et que le péritoine n'avait pas été atteint, car on trouvait sur les parties latérales de l'intestin ouvert et à la partie antérieure les deux replis du péritoine entre lesquels l'incision avait été faite ; du reste l'adhérence de l'intestin autour de l'ouverture artificielle était forte et résistante : un collet très solide, une sorte d'anneau, circonscrivait du côté de l'abdomen cet anus chirurgical.....

Cette opération, nous l'avons dit plus haut, souleva immédiatement de nombreuses controverses parmi les chirurgiens de l'époque ; néanmoins elle avait été pour lui un immense succès opératoire. Aussi voulut-il lui donner de suite une éclatante confirmation. Un mois à peine après la première, le 14 juillet 1839, il avait l'occasion de pratiquer une seconde colotomie lombaire dont les résultats dépassèrent sans doute ses espérances. Nous allons résumer le plus brièvement possible le récit de ce second cas.

OBSERVATION III (résumée).

(Gazette médicale de Paris 1839, p. 638).

M. T..., 62 ans, souffrait depuis plusieurs années de constipation opiniâtre et d'hémorrhoïdes ; les défécations extrêmement laborieuses, expulsaient parfois des matières sanguinolentes et imprégnées de mucosités ichoreuses d'odeur très fétide. De temps en temps des débâcles venaient affaiblir, épuiser le malade qui était devenu d'une maigreur excessive.

Foville ayant appelé en consultation Récamier, Amussat et Breschet reconnut dans le rectum à deux pouces et demi des sphincters une tumeur carcinomateuse ulcérée et obstruant presque complètement l'intestin. Ce rétrécissement dans lequel l'extrémité de l'index ne s'engageait que très difficilement était formé par un bourrelet squirrheux inégal et bosselé. A l'aide d'un porte empreinte on put constater que cette coarctation mesurait près de deux pouces de longueur.

On décida d'abord le broiement de la tumeur qui fut pratiqué par Amussat le 30 mai à l'aide de longues tenettes.

Huit jours après : cautérisation avec de petits cylindres de potasse caustique ; Amussat en fit sept à trois ou quatre jours de distance.

Néanmoins l'état général empirait ; les évacuations alvines se faisaient attendre dix ou douze jours et quand la débâcle arrivait elle prostrait les forces du malade ; son amaigrissement était extrême ; il avait des eschares au sacrum ; enfin un dénouement fatal semblait prochain.

Le 14 juillet la colotomie lombaire fut décidée et exécutée :

Une incision horizontale de quatre pouces et demi de longueur fut pratiquée au milieu de l'espace compris entre la dernière fausse côte et la crête iliaque à partir de quatre travers de doigt des apophyses épineuses lombaires. Vers l'angle antérieur de la plaie on remarqua une saillie membraneuse constituée très probablement par le péritoine. Quant au colon, il était fortement rétracté sur lui-même et recouvert en grande partie par le muscle carré des lombes dont il fallut couper les fibres transversalement. L'intestin saisi alors avec précaution fut incisé dans la moitié postérieure de sa circonférence puis attiré vers la commissure antérieure de la plaie cutanée et fixé là par quatre points de suture. Trois autres sutures furent faites en arrière.

A la suite de cette opération il n'y eut pas pour ainsi dire de réaction générale ; le mouvement fébrile auquel chaque soir depuis longtemps le malade était accoutumé fut à peine augmenté pendant trois ou quatre jours. Pendant ce temps l'anus artificiel d'où s'échappaient en abondance des gaz et des liquides ne donnait passage qu'à une minime quantité d'excréments solides malgré des injections poussées dans les deux bouts du colon et l'emploi de l'éponge préparée pour dilater l'orifice.

Cependant le 18 juillet les selles s'effectuaient par l'anus lombaire régulières et moulées.

Peu après la fièvre hectique ayant disparu ainsi que la teinte jaune terreuse de la peau, et les fonctions s'étant rétablies aussi bien que le permettait une atteinte longue et profonde de l'économie le malade put repartir dans son pays. Il est à remarquer qu'à ce moment la tumeur rectale semblait rester stationnaire tout en devenant cependant de consistance plus dure.

Revu deux années après l'opération, ce malade présentait les apparences d'une santé assez satisfaisante, et les forces étaient suffisantes pour permettre d'assez longues promenades à pied. Le cancer du rectum ne paraissait pas avoir fait de progrès très sensibles ; par l'anus naturel il s'écoulait souvent à la suite d'injections, des mucosités noirâtres, sanguinolentes et filantes, mais jamais de matières fécales. Celles-ci passaient moulées (diamètre du doigt médius) par l'anus artificiel qui avait conservé ses dimensions et qui présentait un léger renversement de la muqueuse ; ce prolapsus s'accentuait surtout dans les efforts de défécation. En outre les selles revenaient régulièrement tous les deux jours (quelquefois tous les trois jours) le matin : de sorte que M. T... pouvait sortir, se promener, aller même au spectacle sans appréhender de selles involontaires.

Deux ans plus tard, Amussat pratiquait une troisième colotomie lombaire sur une malade atteinte d'obstruction intestinale, datant de quarante jours. Cette fois encore la réussite fut complète. Néanmoins cette dame ayant été perdue de vue deux ou trois mois après l'opération et le diagnostic de la cause de l'obstruction n'ayant put être exactement établi, on doit se demander si l'on était bien dans ce cas en présence d'un cancer du rectum. Nous donnons toutefois aussi le résumé de cette intéressante observation surtout au point de vue du manuel opératoire, car la colotomie lombaire fut pratiquée à droite.

OBSERVATION IV (résumé).

(*Examinateur médical* 3 octobre 1841).

Madame B..., 50 ans, était habituellement constipée lorsqu'au mois de mai 1841, des douleurs abdominales intenses et un météorisme inquiétant vinrent s'ajouter à cette constipation.

Le 27 mai (il y avait déjà cinq jours que la malade n'avait pas été à la garde-robe), elle fut examinée par Chomel pour la première fois. Pendant un mois, malgré les purgatifs les plus énergiques et divers autres traitements, il ne put obtenir par l'anus aucune évacuation fécale ni même gazeuse.

Le 28 juin (35e jour de l'obstruction complète) il appelle en consultation Amussat, Breschet, Boyer, Foville, Magendie, etc... L'opération est proposée à la malade qui s'y refuse.

Pendant quelques jours on essaie encore sans résultat l'électricité, les douches ascendantes, etc.

Enfin le 3 juillet (40e jour d'obstruction), la colotomie lombaire est pratiquée par Amussat, à droite cette fois, parce que le siège de l'obstruction étant inconnu on pouvait être à un moment donné dans la nécessité d'agir sur l'intestin grêle; c'est la seule raison pour laquelle il changea le lieu habituel de son opération.

Après avoir incisé transversalement comme d'habitude la peau et les muscles sous jacents jusqu'au carré lombaire inclusivement il arriva sur un feuillet aponévrotique.... mais laissons ici la parole au chirurgien lui-même (1).

« Après avoir coupé le feuillet antérieur de l'aponévrose postérieure
« du transverse j'aperçus le tissu cellulaire intermédiaire à la masse
« adipeuse qui recouvre le rein et le colon. Je touchai le rein et le
« fis reconnaître à plusieurs assistants puis j'incisai verticalement la
« masse adipeuse qui se trouve constamment au-dessous de cet organe.
« Portant alors mes recherches en arrière je sentis sous mes doigts
« un intestin distendu. C'était le côlon lombaire droit dépourvu de
« péritoine. Je le reconnus à la *résistance de ses parois* et à ses
« fibres musculaires plus prononcées que celles de l'intestin grêle. »

« Ce point capital bien établi, je passai avec une aiguille courbe un

1. Amussat. Deuxième mémoire sur la possibilité d'ouvrir un anus artificiel dans les régions lombaires sans ouvrir le péritoine. Lu à l'Académie de médecine le 11 septembre 1841.

« fil dans l'épaisseur de la paroi de l'intestin afin de le maintenir et
« pratiquai une ponction avec un petit trocart. Aussitôt il s'échappa
« une grande quantité de gaz mais très peu de matières fécales. Le colon
« ayant été mis complètement à découvert et l'instrument retiré cet
« intestin fut attiré au dehors à l'aide du fil puis ouvert assez large-
« ment, surtout dans le sens vertical, avec un bistouri boutonné. Enfin
« les bords de l'ouverture furent attirés et maintenus par trois pinces
« à torsion.... Dès que les évacuations cessèrent d'être abondantes
« l'ouverture de l'intestin fut fixée solidement aussi près que possible
« de l'angle antérieur de la plaie au moyen de cinq points de suture
« entrecoupés en ayant soin de renverser la muqueuse en dehors. Je
« fis en outre un point de suture entortillée pour réunir l'angle pos-
« térieur de la plaie. »

Les suites de l'opération furent tout à fait heureuses et sans aucune
complication. Au mois de septembre suivant, quand la malade fut perdue
de vue, son état était des plus satisfaisants. L'anus artificiel depuis
longtemps déjà solidement établi livrait passage à des évacuations, non
pas continuelles et involontaires comme on aurait pu le supposer,
mais à des matières dures et moulées, sortant parfois avec quelque
difficultés et qu'il fallait dégager à l'aide d'un lavement.

Quelques semaines plus tard, Amussat faisait une quatrième colotomie lombaire chez l'adulte pour un cancer de
la partie supérieure du rectum. Le succès ne répondit pas
cette fois à l'habileté du chirurgien car la malade ne survé-
cut que dix jours, mais comme on va le voir par l'autopsie
ce n'est pas aux suites de l'opération qu'elle succomba car
elle n'eut pas trace de péritonite ; elle était d'ailleurs dans
un état désespéré au moment de l'intervention et peut-être
si on avait agi plus tôt aurait-on compté un succès de plus.

Observation V (résumée)

(Examinateur médical du 3 octobre 1841).

Mme L..., 60 ans, avait commencé à éprouver les premiers symptômes de son néoplasme rectal dix-huit mois auparavant.

Dans le courant de juillet 1841 il n'y avait pour ainsi dire plus de garde-robes : c'est à peine si des lavements introduits à l'aide de canules en gomme élastique amenaient une apparence de matières stercorales délayées. Le ventre se météorisait et devenait aussi de plus en plus douloureux ; les vomissements étaient très fréquents. La malade ne prenant presque plus d'aliments voyait son état empirer de jour en jour.

Le 16 août. — Premier examen par Amussat qui ne constata par le toucher rectal qu'un affaissement des parois de cet intestin.

Le 18 août. — La percussion pratiquée par Piorry indiquait une accumulation de matières fécales depuis le cœcum jusque dans le colon transverse ; le colon descendant ne semblait pas distendu. Cependant Amussat en se faisant fortement pousser le coude arriva par le toucher rectal à sentir avec le doigt des végétations nombreuses, obstruant l'intestin au niveau du fond de la matrice et assez friables pour qu'avec l'angle on pût en ramener une parcelle grosse comme une lentille.

La colotomie lombaire ayant été résolue on se décida à la pratiquer à droite parce que :

1° Le colon ascendant était fortement distendu par les matières ainsi que l'indiquait la percussion, laquelle ne donnait aucun renseignement pour le colon descendant ;

2° Ce dernier, s'il était vide, serait fort difficile à trouver et on pouvait alors léser le péritoine ;

3° La néoplasie touchée par le rectum remontait peut-être très haut (le palper abdominal ne donnait aucun renseignement à cet égard) et l'on risquait en opérant à gauche de tomber sur un intestin déjà envahi par le cancer.

L'opération (colotomie lombaire droite) eut donc lieu le 21 août. Elle ne présenta aucun incident notable. Aussitôt l'intestin ouvert, des évacuations abondantes eurent lieu par la plaie ; le soulagement fut immédiat et très marqué.

Le 24. — La malade dont l'état depuis trois jours était très satisfaisant et apyrétique eut un frisson et de la fièvre. La plaie devint grisâtre, la peau environnante rouge et douloureuse

Le 25. — Un érysipèle se déclarait, le ventre restant souple et sans douleur à la pression.

Enfin l'érysipèle augmenta, l'état général s'aggrava de plus en plus et la mort eut lieu le 31 août, dix jours après l'opération.

L'autopsie trente-six heures après la mort ne permit de découvrir aucune trace de péritonite : à peine trouva-t-on quelques gouttes de sérosité roussâtre dans la cavité péritonéale, mais pas une seule fausse membrane.

Le cancer, très étendu, commençait à deux centimètres environ au-dessus du fond de la matrice et remontait dans une étendue de six centimètres à peu près jusque dans l'S iliaque.

C'est vers la fin de cette même année (1841) que Malgaigne enhardi par les succès d'Amussat pratiquait à son tour une colotomie lombaire sur un pensionnaire de Bicêtre. Ce cas, qui en bien des points pourrait être rapproché du précédent (observation V) est exposé dans tous ses détails par le professeur lui-même dans le *Journal de Chirurgie* (1). Nous allons en résumer les principaux traits :

OBSERVATION VI (résumée).

(Malgaigne)

Le nommé D....., 57 ans, entrait à l'infirmerie de Bicêtre le 1er octobre 1841.

1. *Journal de Chirurgie*, 1841, T. II, pages 253 et suiv.

Depuis l'âge de 36 ans, il souffrait d'hémorrhoïdes fluentes qui plusieurs fois s'étaient compliquées d'abcès marginaux, suivis de fistules. Il y a deux ans (1839), soigné alors dans le service de Roux, à l'Hôtel-Dieu, il fut reconnu atteint de cancer du rectum, et envoyé comme incurable à Bicêtre. Là malgré une constipation habituelle vraiment effroyable, sa santé générale s'était assez bien maintenue lorsqu'au mois d'août son ventre se mit à gonfler, et ses jambes s'œdématièrent. L'anus était tellement rétréci qu'on ne pouvait y introduire le doigt ; il offrait des nodosités rougeâtres, saillantes, très sensibles au toucher, crevassées et laissant suinter une matière ichoreuse, âcre et fétide qui déterminait de l'érythème des parties voisines. La santé générale au 1er octobre paraissait fort altérée, l'appétit était perdu, les digestions étaient très laborieuses.

Comme dans les explorations antérieures on n'avait jamais pu franchir le rétrécissement cancéreux et atteindre sa limite supérieure, il n'y avait point à songer à une extirpation. La colotomie fut donc proposée au malade. Il la rejeta d'abord pendant un certain temps, mais son état empirant, c'est lui-même qui la réclama au commencement de novembre. L'opération eut lieu le 3 novembre à neuf heures du matin.

Une incision transversale de 10 à 11 centimètres fut pratiquée à trois centimètres au-dessus de la crête iliaque jusqu'à la rencontre du muscle grand dorsal. Les muscles ayant été divisés à petits coups, l'aponévrose du carré lombaire apparut et fut incisée sur la sonde cannelée. Enfin on se trouva en présence d'une légère saillie occupant toute l'étendue de la section faite à l'aponévrose; c'était une couche de tissu cellulo-graisseux de 6 à 8 millimètres d'épaisseur ; elle fut réséquée immédiatement car elle masquait le fond de la plaie. On était sur l'intestin qui fut facilement reconnu à sa sonorité. Une anse de fil fut passée à sa partie supérieure, une autre à sa partie inférieure. Après avoir ponctionné le colon à l'aide d'un fin trocart qui donna issue à une grande quantité de gaz, on pratiqua l'incision de l'intestin dont les bords furent fixés avec des fils à la plaie cutanée. Plusieurs injections d'eau tiède pratiquées par ce nouvel anus déterminèrent la sortie d'une quantité énorme de matières fécales.

L'opération avait duré trente-cinq minutes à peine. On n'avait eu à lier qu'une artère sous-cutanée ; deux autres artérioles musculaires cessèrent de donner après quelques minutes de compression par le doigt d'un aide. Un des nerfs dorsaux avait dû être coupé car le malade en fut averti par une sensation de douleur très vive.

Les premiers jours qui suivirent l'opération faisaient bien augurer du résultat final lorsque le huitième le malade mourut subitement.

L'autopsie montra que le péritoine était lisse, poli, sans rougeur, en un mot parfaitement sain. Il en était de même de tous les organes abdominaux, sauf bien entendu le rectum qui présentait sur une hauteur de 20 à 22 centimètres un squirrhe fongueux, crevassé, mamelonné, d'aspect lardacé à la coupe. Ce néoplasme, qui déterminait un rétrécissement extrême du rectum, adhérait fortement au sacrum et on ne pouvait l'en détacher qu'en enlevant le périoste.

Quant à l'anus artificiel, il était béant et présentait une teinte noire grisâtre d'aspect gangréneux ; mais cette coloration était toute superficielle et due probablement à la décomposition cadavérique. Par l'ouverture une portion d'intestin fort rouge venait faire une légère hernie simulant une invagination complète. Mais un examen attentif montra qu'il s'agissait seulement de la paroi péritonéale du colon, laquelle s'était pliée de manière à présenter l'éperon résultant de ce pli à l'orifice de la plaie.

Malgré les sutures, on put constater qu'il n'y avait aucun commencement de réunion entre la paroi intestinale et les lèvres de la plaie cutanée.

On rechercha mais en vain dans les divers organes la cause probable de la mort subite. Ce résultat négatif donne à penser que le malade avait succombé à une syncope.

Malgré ces différents succès opératoires la colotomie lombaire ne s'acclimata pas en France. Nous ne voulons pas rechercher ici les raisons qui ont déterminé les chirurgiens de notre pays à délaisser de la sorte une opération si peu dangereuse et qui fut immédiatement accueillie avec enthousiasme en Angleterre et même en Amérique. Ainsi dans une période de trente-cinq ans (de 1842 à 1877) tandis que nos recherches ne nous ont fait découvrir aucune observation publiée en France (1), nous en trouvons près de quatre-vingt-dix en Angleterre, une douzaine en Amérique et même deux en Allemagne !

En 1877, un chirurgien de Lyon, M. Fochier pratiquait cette opération dans les conditions que nous allons rapporter.

Observation VII.

(Publiée dans le Lyon médical du 1er septembre 1877, par M. Guyot,
interne du service)

Philippine P..., née à Châtillon-les-Dombes, ménagère, 36 ans, entre à l'Hôtel-Dieu de Lyon, salle Saint-Paul, n° 40. Pas d'antécédents héréditaires. Cette femme a eu cinq enfants. Elle ne présente pas de troubles menstruels habituels, et s'est bien portée jusqu'en 1875. Alors à la suite d'un travail excessif, elle commence à voir sa santé s'affaiblir et à souffrir de douleurs abdominales sourdes, presque continuelles qui augmentaient peu à peu ainsi que la constipation qui devint des plus opiniâtres. Les forces vont en diminuant jusqu'à l'entrée.

Le 9 janvier, en dépit des lavements et des purgatifs, il n'y avait pas eu de selle depuis cinquante jours ; depuis un mois cette femme vomissait tout ce qu'elle essayait d'avaler. Elle avait le ventre distendu, douloureux, on sentait à travers la paroi abdominale de petites

1. Dans le mémoire de M. L. Labbé que nous citerons plus loin il est fait mention d'un cas de Jobert (de Lamballe) qui correspondrait à cette période. Nous n'en avons trouvé trace ni dans les ouvrages de ce chirurgien, ni dans les journaux, ni dans les compte-rendus de Sociétés savantes de cette époque.

tumeurs dures (sans doute des cybales). D'ailleurs apyrexie complète, quelques douleurs vagues dans les cuisses et à la région lombaire. Par le toucher vaginal on sentait le col normal et un empâtement diffus, mal circonscrit dans le cul-de-sac postérieur. Par le toucher rectal on trouvait au-dessous de l'ampoule une tumeur dure, bosselée, obstruant complètement la cavité de l'intestin.

Le 12 janvier, M. Fochier n'ayant pu réussir à provoquer aucune évacuation alvine, malgré l'emploi des purgatifs les plus énergiques résolut, en présence des vomissements devenus continuels et fécaloïdes, de pratiquer la colotomie lombaire gauche.

Il fit une incision oblique, longue de 6 centimètres, s'étendant depuis 3 centimètres en arrière du milieu de la crête iliaque jusqu'à l'angle de la dernière côte ; divisa successivement la peau, le tissu cellulaire sous cutané, l'aponévrose superficielle et coupa transversalement le grand oblique, le petit oblique, puis l'aponévrose profonde.

On découvrit alors en dehors du carré des lombes, le colon descendant qui fut fixé à la peau des lèvres de la plaie par 6 points de suture, puis incisé dans une longueur de 4 centimètres environ. Pendant l'exécution de ces divers temps de l'opération l'écoulement sanguin fut insignifiant.

Quelques heures après des matières fécales durcies sortirent par l'anus artificiel.

Le 13 janvier les vomissements continuent. On administre un lavement purgatif par la plaie intestinale. Deux heures après issue de quelques matières horriblement fétides.

Du 14 au 19 janvier, il n'y eut ni accident ni élévation de la température. Plusieurs fois par jour on faisait par l'anus artificiel, des injections d'une solution de sulfate de soude, l'on provoqua de la sorte des évacuations abondantes.

19 janvier. — Ablation de tous les fils moins un.

20 janvier. — Il se produit un météorisme considérable. Dans la nuit, la malade meurt par syncope.

A l'autopsie faite le 23 janvier, on constata ce qui suit :

Le mésentère et l'épiploon étaient semés de granulations cancéreuses volumineuses. — Les ganglions mésentériques étaient tuméfiés et indurés.

Des noyaux cancéreux de grosseur variable entouraient complètement le gros intestin.

Les circonvolutions de l'intestin grêle étaient toutes très adhérentes, mais il n'y existait point d'arborisations vasculaires et la cavité péritonéale ne contenait aucun épanchement. Donc, pas de péritonite.

Le rectum était soudé à l'utérus. A sa partie supérieure une tumeur annulaire, bosselée, dure, l'obstruait presque complètement.

Au niveau de l'anus artificiel, le péritoine n'est aucunement altéré. L'intestin qui n'est plus maintenu que par un seul point de suture, adhère partout aux bords de la plaie. Ceux-ci ont un excellent aspect et ne présentent nulle part cette teinte noirâtre et gangréneuse due souvent au contact des matières fécales. Le tissu cellulaire lâche sous péritonéal est à peine épaissi ; il ne présente ni inflammation véritable, ni pus et surtout il n'y existe aucune infiltration stercorale.

A la fin de l'année 1877, M. L. Labbé, en présence d'un malade auquel il avait fait un an auparavant et à deux reprises l'ablation de l'extrémité inférieure du rectum, se demanda les raisons de la défaveur jetée en France sur la colotomie lombaire. Frappé des avantages que les auteurs anglais et américains signalent dans leurs observations, il résolut de tenter cette opération sur son malade dont le néoplasme avait récidivé si promptement.

OBSERVATION VIII (résumée).

Extraite du mémoire de M. L. Labbé, lu à l'Académie de médecine le 26 novembre 1878 et publié dans la *Gazette hebdomadaire de médecine et de chirurgie*, nos des 4 et 18 juin 1880.

M. M...., 32 ans, vint me consulter en octobre 1876, pour un épithélioma de l'extrémité inférieure du rectum. La tumeur remontait à une faible hauteur, aussi pratiquai-je au moyen du galvano-cautère l'extirpation de toute la zone atteinte, en faisant porter la surface de section au-delà des limites du mal appréciable. Le résultat immédiat fut parfait et la réparation se fit rapidement. Mais dès la fin de janvier la récidive avait lieu.

Au mois d'avril, une seconde ablation fut pratiquée et elle réussit aussi bien que la première, cette fois encore la récidive ne se fit pas attendre et à la fin de juillet, le malade venait de nouveau me trouver, se plaignant des douleurs qu'il éprouvait, douleurs provoquées surtout par les efforts incessants et souvent infructueux qu'il faisait pour aller à la garde-robe. Depuis l'orifice anal jusqu'à la hauteur de 10 centimètres, le doigt pénétrait dans une masse bourgeonnante, dure et ulcérée, laissant à peu près le passage du doigt, sauf à la partie supérieure où la cavité se rétrécissait de plus en plus. Une sonde en gomme pénétrait assez difficilement au-dessus de ce passage rétréci ; mais lorsqu'elle était engagée au-delà de ce point, elle servait à laisser passer des lavements tièdes qui parvenaient à dissocier les matières et à permettre l'écoulement d'une certaine quantité de fèces sous forme de liquide stercoral et de petites masses dures. Cet écoulement persistait pendant un certain temps : une heure, une heure et demie ; mais par suite des difficultés que les matières avaient à traverser le point rétréci et de l'irritation causée par leur passage sur les ulcérations, le malade était en proie à des douleurs terribles qui persistaient pendant plusieurs heures. Il en était arrivé à s'abstenir de manger et à réclamer à tout prix une opération de quelque nature qu'elle fût. Cependant le ventre n'était point ballonné, l'expulsion des gaz se faisait normalement ; il n'y avait pas de vomissement ; en un mot il n'existait aucun symptôme d'obstruction intestinale.

Pour remédier dans une certaine mesure à ses souffrances, je résolus d'intervenir en m'appuyant sur les faits nombreux, publiés par les chirurgiens anglais et américains. Je pratiquai le 28 octobre 1877 (dans la maison de santé des Frères Saint-Jean-de-Dieu), la colotomie lombaire gauche, selon les préceptes d'Amussat, et en suivant certaines règles formulées par les chirurgiens anglais.

Mon malade soumis aux inhalations du chloroforme fut couché, non pas sur le ventre, mais fortement incliné sur le côté droit ; deux coussins placés, l'un dans la région du dos, l'autre dans la région abdominale antérieure, assurèrent la stabilité de cette position une fois le malade endormi.

Cette position permettait de repousser facilement la paroi abdominale antérieure, si la recherche de l'intestin était laborieuse ; elle permit en même temps la surveillance plus facile dans l'administration de l'agent anesthésique.

Les choses étant ainsi disposées, je marquai sur la crête de l'os des îles, un point situé à 8 ou 9 centimètres en arrière de l'épine iliaque antérieure et supérieure ou, pour mieux préciser à 3 centimètres en arrière du milieu de la partie de la crête iliaque, situé entre les deux épines iliaques supérieure, antérieure et postérieure.

Puis, à un bon travers de doigt au-dessus de cette crête, je fis partir une incision verticale de 6 centimètres d'étendue. La dissection fut faite couche par couche ; une fois les muscles divisés et le carré des lombes reconnu, je pus après quelque recherches nécessitées par la présence d'une certaine quantité de tissu cellulaire graisseux et par la profondeur à laquelle se trouvait le colon, reconnaître l'intestin à sa couleur et à ses bandes longitudinales, les bords de la plaie étant maintenus par de forts écarteurs. Je dois dire qu'avant d'avoir eu l'intestin sous les yeux, je m'étais assuré de sa présence, au moyen du doigt porté au fond de la plaie et permettant d'apprécier l'accumulation dans son intérieur d'une certaine quantité de matières assez résistantes. C'est là un point important, car dans beaucoup de cas d'opérations de ce genre, cette constatation fournira un véritable point de repère.

Je fixai l'intestin aux lèvres de la plaie, par quatorze points de suture métallique, puis je l'ouvris longitudinalement. Il ne sortit tout d'abord que quelques masses fécales en boules dures et d'assez petit volume ; mais le soir même le malade avait, sans douleur, une selle abondante.

Les suites de l'opération furent simples : un seul jour, le troisième au soir, la température atteignit 39 degrés. Pas de douleurs du côté du ventre, pas de nausées. La plaie évolua simplement. A partir de ce moment, il ne s'écoula par l'anus qu'un suintement muco-purulent et rarement un peu de liquide stercoral. Le pansement de la plaie fut aussi simple que possible et consista dans l'application d'une compresse imbibée d'eau faiblement phéniquée et maintenue par un léger bandage. Les plus grands soins de propreté furent donnés pour éviter l'irritation des bords de la plaie.

J'enlevai les points de suture le deuxième jour.

Ce qu'il y eut de remarquable, ce fut le soulagement à peu près instantané que je procurai à mon malade. La première garde-robe avait eu lieu sans douleur, sans que le malade s'en aperçût pour ainsi dire. Les souffrances furent dès lors diminuées considérablement du seul fait de la suppression du passage des matières sur les parties malades, et ce soulagement persista jusqu'au dernier moment.

Le malade recouvra le sommeil pendant plus d'un mois et s'alimenta de nouveau. Il s'attacha à l'idée que sa guérison allait être définitive. Deux points importants sont encore à noter : le peu de hernie fait par la muqueuse de l'intestin ; la facilité et l'intermittence des garde-robes qui sortaient par l'anus artificiel sous la forme de matières parfaitement moulées.

Mais la généralisation et la cachexie cancéreuse suivirent leur marche naturelle et le malade succomba à la fin de décembre. Il n'a donc survécu que deux mois à la dernière opération ; mais l'atténuation des douleurs a été si grande qu'on ne saurait trop insister sur le service rendu dans cette circonstance.

L'autopsie n'a pu être pratiquée.

Enfin nous devons à la parfaite obligeance de M. Peyrot, chirurgien des hôpitaux et professeur agrégé de la Faculté, l'observation suivante, qu'il n'a fait que citer dans sa remarquable thèse d'agrégation de 1880, mais qui, jusqu'à présent, n'a pas encore été publiée. Que ce maître nous permette de lui offrir ici nos plus profonds remerciements pour sa bienveillante communication.

CHAPITRE III

Que conclure de la lecture de ces neuf observations de colotomie lombaire pratiquée sur des individus atteints de cancer du rectum? Cette opération a-t-elle des avantages sérieux qui doivent la faire préconiser ou au contraire des inconvénients graves qui peuvent jeter sur elle une défaveur méritée? C'est ce que nous allons essayer d'exposer rapidement.

§ 1. *Blessure du péritoine.* — Lorsque, dans la séance de l'Académie de médecine du 18 juin 1839, Amussat communiqua son premier cas de colotomie lombaire, c'est principalement sur ce point qu'il insista. Quelques mois plus tard, quand il lisait à la même Société son premier mémoire, il l'intitulait : « *Mémoire sur la possibilité d'établir un anus artificiel à la région lombaire sans pénétrer dans le péritoine.* » Ce chirurgien avait-il tort ou raison d'accorder à la blessure du péritoine une importance aussi grande ?

A l'heure actuelle, alors que des opérations telles que l'ovariotomie et la laparotomie font véritablement partie de la chirurgie journalière, grâce aux précautions antiseptiques, peut-être la réponse à cette question serait-elle tout autre qu'elle aurait été il y a une quarantaine d'années ? De nos jours, on joue pour ainsi dire avec le péritoine et, hâtons-nous de le dire, c'est très souvent avec un réel succès. Plus haut nous disions que bien des parallèles avaient déjà été établis entre les deux méthodes de Littre et de Callisen au point de vue de la gravité. Mais il nous semble que l'on a un peu négligé d'envisager un des côtés de la question, capital selon nous : c'est la susceptibilité du péritoine d'un cancéreux. Que l'on incise impunément cette séreuse lorsqu'elle est saine, nous le voyons journellement. En est-il de même lorsque dans son voisinage plus ou moins proche se trouve une production cancéreuse, lorsque même elle est déjà touchée par le néoplasme comme elle l'est souvent dans les cancers élevés du rectum, ceux précisément qui ne peuvent être extirpés ni fendus et auxquels on doit appliquer la méthode palliative de l'anus artificiel ?

Dans la thèse de M. Peyrot à laquelle nous avons eu si souvent recours pour la rédaction de ce travail, nous trouvons cités six cas d'entérotomie intra-péritonéale pratiqués par des chirurgiens français sur des malades atteints de cancer du rectum. Or sur ces six opérés, trois, c'est-à-dire la moitié, ont eu de la péritonite immédiate qu'il n'est pas téméraire de rapporter à l'intervention. Le premier (Velpeau) n'a survécu que deux jours à l'opération ; le second (Lannelongue) est mort plus rapidement encore, et le troisième (Richet) avait le lendemain même une péritonite et un érysipèle. Ce dernier (1) dont la survie n'est pas indiquée

---

1. Cette dernière observation extraite de la thèse de Richard : De l'opportunité de l'anus artificiel dans les tumeurs du rectum. Paris 1875, n'est pas complète parce que l'opération avait lieu le 30 juillet 1875 et que la thèse était soutenue dans les premiers jours du mois d'août.

a dû vraisemblablement succomber à cette double et grave complication.

Trouve-t-on dans les neuf observations de colotomie lombaire que nous venons de rapporter dans cette thèse un seul cas de péritonite?

Ce fait matériel si favorable à l'opération qui nous occupe ne répond point, il est vrai, à l'objection faite à Amussat et depuis par un grand nombre de chirurgiens à des époques diverses : « Êtes-vous bien sûr de ne jamais ouvrir le péritoine? Si cette séreuse ne s'est pas enflammée après votre intervention, c'est qu'elle s'est montrée plus tolérante, mais peut-être l'aviez-vous touchée? » Et l'on ajoute que le père de cette méthode, Callisen, ainsi que celui qui l'a si heureusement pratiquée et perfectionnée, Amussat, sont l'un et l'autre tombés sur le péritoine dans leurs expérimentations cadavériques.

Ce dernier mot répond déjà à l'objection. La seule fois que Callisen mit en pratique le procédé qu'il avait imaginé c'était sur un *cadavre*, et sur le cadavre d'un *enfant nouveau-né*. L'insuccès opératoire d'Amussat eut également lieu sur un cadavre. Or, on verra plus loin dans notre description anatomique que la partie du colon normalement dépourvue de péritoine diminue considérablement quand cet intestin est vide comme il l'est sur un cadavre si l'on n'a pas eu la précaution préalable de l'insuffler. Le malade auquel on pratique l'anus lombaire pour un cancer du rectum a sans aucun doute de l'obstruction, et par suite de la distention intestinale toujours notable. Donc bien grande est la différence du champ opératoire sans péritoine entre le cadavre et le vivant dont le colon est distendu.

En outre, chez le nouveau-né, le rein relativement si développé à cet âge occupe la plus grande partie de l'espace lombaire limité par la onzième côte en haut et la crête iliaque en bas ; d'où difficulté plus sérieuse de tomber d'emblée sur la face postérieure de l'intestin qu'on veut atteindre, et il est évident que dans ces tâtonnements on a plus de chances de léser la séreuse.

Ces considérations anatomiques, surtout celles qui ont trait à la face postérieure du colon, sont aujourd'hui admises par tous les auteurs classiques. Cette face est normalement dépourvue de péritoine sur un intestin moyennement rempli ; *a fortiori* lorsqu'il est distendu : telle est la règle. L'existence d'un méso-colon est le fait ou d'un état de vacuité et de retrait extrêmes qu'on n'observe amais dans une obstruction de cause rectale, ou bien d'une anomalie, et il nous semble que ce n'est pas sur une anomalie qu'on doit se baser pour rejeter un procédé opératoire non plus du reste que pour le préconiser.

De là à prétendre que l'espace privé de péritoine est vaste et qu'on peut y manœuvrer à son aise et sans crainte, il y a loin ; mais ce que nous tenions à établir c'est que cet espace augmente d'étendue avec le degré de plénitude de l'intestin. L'habileté au chirurgien est ici comme ailleurs une des principales conditions de succès d'une opération.

§ 2. *Difficulté de l'opération.* — C'est là un des grands arguments des adversaires de la colotomie ; il ne serait pas suffisant, il est vrai, pour arrêter une main exercée et sûre d'elle-même. Mais nous ne croyons pas que la colotonie lombaire soit plus difficile que la colotomie iliaque, par exemple. Ce qui a déterminé peut-être l'opinion défavorable de la majorité des chirurgiens français, c'est qu'aucune règle bien précise n'a été formulée dans notre pays sur le manuel opératoire. Les indications les plus exactes sur ce sujet nous viennent en effet d'outre Manche, de Bryaut, d'Allingham.... Aussi essaierons-nous dans notre dernier chapitre d'établir et de fixer ces règles d'après la pratique de M. le professeur Trélat. Nous osons espérer qu'après l'avoir lu on n'éprouvera pas de difficulté sérieuse dans la mise à exécution de ce manuel opératoire.

Du reste, même rationnellement, n'est-t-il pas logique d'admettre qu'on tombera plus facilement sur un intestin maintenu appliqué, fixe et toujours immobile contre la paroi abdominale postérieure que sur le colon iliaque flottant, suspendu par son long mésentère dans la cavité péritonéale? De l'aveu de tous les anatomistes l'S iliaque est en effet la portion la plus mobile du gros intestin. Pourquoi ne pas mettre toutes les chances de son côté? Avec la colotomie lombaire, le chirurgien est déjà sûr de ne pas déterminer de péritonite opératoire puisqu'il ne touche jamais au péritoine. Il vaut mieux, selon nous, lui donner en outre la certitude de tomber toujours, sauf anomalie extrêmement rare, sur un intestin qu'il est sûr de trouver à la place déterminée.

La seule objection un peu valable que l'on peut faire au sujet de la difficulté de l'opération c'est l'épaisseur et la multiplicité des couches à inciser et par suite de la profondeur du *puits* au fond duquel on manœuvre. Ici encore nous renvoyons à notre dernier chapitre où l'on verra que si nous adoptons l'incision oblique, c'est parce qu'elle donne plus de jour au chirurgien et lui permet d'opérer avec autant de facilité qu'à la paroi abdominale antérieure.

§ 3. *Situation de l'anus lombaire.* — Une troisième grande objection à la colotomie lombaire est la région même où elle établit l'anus artificiel. Nombre de chirurgiens basent leur répugnance sur la difficulté des soins de propreté à la région postérieure du tronc.

Disons d'abord que l'anus artificiel n'est pas tout à fait en arrière, mais plutôt à la région postéro-latérale et nous pouvons ajouter que l'anus vrai qui n'est cependant pas visible est tout aussi bien nettoyé généralement que s'il était situé à la partie antérieure du corps. Si encore l'écoulement des matières fécales par le nouvel orifice s'effectuait d'une manière continue, involontaire, la prise en considération de la propreté pourrait être plausible. Mais précisément chaque opéré (voyez plus haut) a au bout de peu de temps des selles régulièrement intermittentes.

Ces matières bien moulées sortent pour ainsi dire tous les jours à heure fixe et cette défécation, sans être volontaire, n'en est pas moins aidée par la volonté et les efforts. Il faut donc admettre que le plus souvent possible l'opéré voudra, s'il est couché se poser sur un bassin, s'il est levé s'asseoir sur le siège des cabinets d'aisance. Dans ce dernier cas un petit appareil en caoutchouc, en forme de boyau plus ou moins long tombant par son propre poids dans le sillon interfessier conduira facilement les matières. Avec l'anus iliaque il nous semble que la commodité est moindre pour toutes ces petites précautions.

On doit encore, à notre avis, considérer un autre avantage résultant de la situation lombaire de l'anus artificiel c'est qu'il peut être plus facilement dissimulé, étant placé à la partie postérieure du corps. Je sais bien que ce point a moins d'importance chez un cancéreux condamné à mourir dans un avenir rarement bien éloigné. Mais ne doit-on pas prendre ce fait en considération chez les enfants imperforés qu'on opère par notre procédé quand on songe qu'ils pourront se marier un jour et qu'alors il leur sera plus facile d'éloigner ainsi la plupart du temps des yeux et de l'esprit de leur conjoint une infirmité toujours plus ou moins dégoûtante.

Cette dernière a cependant été énormément exagérée par certains auteurs : chez le malade de M. Trélat que nous avons pu examiner et suivre nous-même ainsi que chez les opérés dont nous avons rapporté les observations tout se passait de la manière la plus simple du monde.

Le jeune C... portait constamment et exactement appliqué sur son orifice lombaire un petit appareil en caoutchouc constituant un réservoir à prolongement inférieur, celui-ci étant muni d'un ajutage métallique et d'un bouchon vissé. Comme le malade éprouvait très régulièrement ses besoins d'aller à la selle, rien ne lui était plus facile à ce moment que d'enlever son appareil et de se coucher sur un bassin plat ou encore, sans rien enlever, de déboucher simplement l'extrémité inférieure du prolongement en se plaçant comme tout le monde sur un siège de cabinet d'aisance. Dans ce dernier cas bien entendu le malade aussitôt seul, devra se livrer aux soins de propreté nécessaires : à l'aide d'une large éponge mouillée, par exemple il pourra nettoyer son anus lombaire tout aussi facilement qu'il le ferait pour un anus iliaque. Il lui suffira d'ailleurs d'un peu d'habitude pour réappliquer seul et bien exactement le petit appareil

de caoutchouc maintenu du reste par une ceinture se bou-
clant en avant.

Au cas où une diarrhée subite viendrait à se déclarer il
n'y aurait aucun inconvénient à laisser les matières sé-
journer quelque temps dans la poche élastique qui se laissera
facilement distendre par son contenu. Mais ce n'est là
qu'un fait absolument exceptionnel puisque d'ordinaire
les selles redeviennent régulièrement intermittentes de façon
à permettre aux malades de vaquer dans une certaine mesure à leurs occupations ou même de faire d'assez longues
courses à pied ou d'assister sans crainte d'accidents à des
spectacles plus ou moins prolongés.

Une autre incrimination sans importance faite à l'anus
lombaire c'est de déterminer au bout de peu de temps un
resserrement habituel, une sorte de prolapsus de la muqueuse intestinale. Cet inconvénient ne doit pas être mis
sur le compte de la situation postérieure de l'ouverture
car il se produit également dans toute espèce d'anus artificiel quel qu'en soit le siège.

En résumé voici une opération d'anus artificiel moins
grave, aussi facile pour le moins, et déterminant une infirmité ultérieure moindre que toute autre opération de ce
genre. Pourquoi la repousserait-on systématiquement ?

Observation IX (inédite).

(Communiquée par M. Peyrot et recueillie par M. Michaux, interne
du service).

Le nommé C... Alphonse, âgé de 38 ans, entre le 4 septembre 1879, à l'hôpital Laënnec dans le service de M. Damaschino. Il

a le visage profondément altéré et amaigri, c'est ce qui frappe tout d'abord dans son aspect et éveille l'idée d'une affection organique.

Cet homme s'était toujours bien porté jusqu'à il y a environ dix-huit mois. Aucun antécédent héréditaire ni diathésique. Pas d'excès. Labeur pénible depuis quelques années.

Depuis à peu près dix-huit mois il éprouve une difficulté croissante pour aller à la selle, ses garde-robes sont plus rares, il est sujet à des alternatives de constipation et de débâcle ; ses forces et son embonpoint diminuent de jour en jour. Cet état s'est particulièrement aggravé dans ces six derniers mois. Depuis lors le malade, lorsqu'il est constipé, éprouve une tension douloureuse dans tout le petit bassin ; il a du ténesme rectal et les efforts qu'il fait amènent l'écoulement d'une petite quantité de matières blanchâtres, glaireuses, fort analogues aux matières dysentériques, parfois striées de sang et dont le passage occasionne une sensation de brûlure excessivement douloureuse. C'est ce qu'il appelle ses « selles blanches ». Au bout de quelques jours, sous l'influence de purgatifs il y a généralement une débâcle de matières ; ses selles alors sont noirâtres, aplaties, plus ou moins liquides et leur évacuation amène un peu de soulagement en diminuant le météorisme. Celui-ci est considérable, détermine des renvois gazeux fort pénibles et de la dyspnée ; les anses intestinales se dessinent très nettement sous la paroi de l'abdomen très amaigri.

Par le toucher rectal on sentait très bien une tumeur assez molle, fongueuse, située à peu près à 8 ou 10 centimètres de l'extrémité inférieure du rectum ; cette masse occupait toute la circonférence de l'intestin ; avec pas mal de difficultés on trouvait en arrière un orifice par où l'on sentait s'écouler des matières glaireuses et dans lequel on pouvait engager le doigt. Il était complètement impossible d'atteindre la limite supérieure du néoplasme.

Ces constatations furent faites par M. Peyrot dont M. Damaschino avait voulu avoir l'avis.

Une sonde introduite avec beaucoup de ménagements montra que le calibre du rétrécissement était extrêmement étroit et que l'espace rétréci mesurait environ 10 à 12 centimètres.

Il était impossible de songer à l'ablation. — Après l'emploi de quelques palliatifs médicaux et en présence des signes d'obstruction qui prenant le pas sur tous les autres menaçaient d'amener très rapidement la terminaison fatale, on crut devoir recourir à la création d'un anus artificiel : la situation très bien reconnue de l'obstacle au niveau du rectum, la dilatation très notable du gros intestin et les avantages ultérieurs de la colotomie lombaire firent préférer à MM. Damaschino e t Peyrot l'opération de Callisen à celle de Littre. M. Peyrot y procéda le 17 octobre 1879.

L'incision d'après le procédé de Bryant fut faite couche par couche au niveau de la région lombaire gauche, dans une étendue de 12 centimètres environ. Elle permit de suivre à merveille le chemin parcouru : on rencontra successivement le carré des lombes, quelques filets nerveux du plexus lombaire, le feuillet antérieur de l'aponévrose du transverse, et enfin le tissu cellulaire situé en arrière du gros intestin. Celui-ci était facilement reconnaissable aux matières dures qui le distendaient. La mince couche celluleuse qui séparait encore du colon descendant fut incisée sur la sonde cannelée ; l'intestin fut rattaché par deux points aux lèvres des extrémités de l'incision, puis ouvert. Il s'échappa une grande quantité de gaz et de matières par la plaie. Enfin les bords de l'ouverture intestinale furent exactement réunis avec ceux de la peau à l'aide de trois à quatre points de suture de chaque côté.

Le lendemain et les jours suivants un grand soulagement se produisit dans l'état du malade. Mais vers le quatrième ou cinquième jour, apparut une complication. Un peu de pus s'était accumulé au-dessous des points de suture, il fallut enlever quelques uns de ceux-ci pour en assurer l'issue. En même temps la muqueuse de l'anus artificiel présentait un peu de boursouflement. Celui-ci ne disparut point par l'ablation des sutures, mais au contraire s'accentua de plus en plus et l'on constata vers le neuvième ou dixième jour que cet état tenait non pas à l'étranglement des sutures profondes comme on l'avait cru d'abord mais à la présence d'une quantité considérable de liquide dans le péritoine.

La percussion en permettant de le constater, présenta d'ailleurs cette particularité que malgré toutes les précautions prises les résultats obtenus à différentes reprises furent néanmoins variables. Cette complication assombrissait le pronostic. Bientôt en effet, le malade succomba à l'affaiblissement progressif de ses forces, affaiblissement d'autant plus rapide que l'alimentation était devenue presque nulle. Il succomba le 1er novembre 1879. La plaie opératoire était complètement guérie.

A l'*autopsie*, on constate dans le péritoine la présence d'une grande quantité d'un liquide séreux, légèrement rougeâtre. Cette quantité peut être évaluée à cinq litres au moins.

Au niveau de la plaie opératoire dans la région lombaire gauche on trouve l'intestin absolument accolé à la peau et ne présentant, non plus que le péritoine, aucune trace d'inflammation.

Le grand épiploon forme au-dessous du colon un tablier mamelonné absolument cancéreux ; son épaisseur est au moins de deux centimètres ; transversalement il occupe tout l'espace entre les colons ascendant et descendant : verticalement il mesure 8 à dix centimètres.

En soulevant ce tablier on aperçoit, flottant au-dessus du liquide, le paquet constitué par les anses intestinales agglutinées et agglomérées par une péritonite cancéreuse des plus typiques.

La face postérieure de la paroi abdominale antérieure laisse voir une traînée cancéreuse suivant exactement le trajet de la veine ombilicale et gagnant l'ombilic.

Toute la face inférieure du diaphragme est mamelonnée, cancéreuse comme le grand épiploon.

Les anses intestinales sont absolument vides et cette vacuité explique sans doute les résultats différents obtenus par la percussion alors que la fluctuation demeurait toujours très nette. Le colon ascendant et le colon transverse renferment une petite quantité de matières fécales demi-solides. La partie de colon descendant placée au-dessus de l'anus artificiel est remplie de matières très dures dont quelques unes sous forme de cybales. L'S iliaque est replié sur lui-même et distendu presque en entier dans le petit bassin. Sa surface péritonéale est recouverte de bourgeons cancéreux qui agglutinent ces divers replis.

Le reste de la cavité du petit bassin est rempli par le cancer du rectum ; la tumeur est située à cinq ou six centimètres de l'anus et remonte sur la paroi rectale dans une étendue de huit à dix centimètres.

Il ne reste de la cavité du rectum qu'un trajet quasi fistuleux des plus étroits. La tumeur a presque le volume d'une tête de fœtus ; elle adhère intimement au sacrum et au coccyx, d'une part, d'autre part au bas fond de la vessie dont il est difficile de la séparer.

Ajoutons en terminant que des noyaux cancéreux en petit nombre ont été également trouvés dans les poumons et le foie.

Enfin l'examen histologique fait par M. Damaschino a fait reconnaître cette masse cancéreuse comme un épithélioma à cellules cylindriques tubulé.

Les cas de colotomie lombaire pour des cancers du rectum sont, on le voit, fort rares en France : nous avons compulsé bien des ouvrages et les neuf observations qui précèdent sont les seules que nous ayons pu découvrir en France. Et encore l'observation I qui nous est personnelle ainsi que l'observation IX qui nous a été si obligeamment communiquée par M. Peyrot n'avaient-elles pas encore été publiées. Peut-être en existe-t-il quelques autres dans la pratique française, mais nous n'avons pas trouvé le moindre indice qui pût nous mettre sur leur trace.

DEUXIÈME PARTIE

CHAPITRE I

ANATOMIE DE LA RÉGION LOMBAIRE

Avant de décrire les différents procédés de colotomie lombaire, il nous a semblé utile de rappeler brièvement la topographie de la région sur laquelle on doit opérer.

La région lombaire intermédiaire aux régions dorsale, sacrée et fessière, forme une sorte de quadrilatère qu'on peut limiter :

1° En haut, par le bord inférieur de la douzième côte ;

2° En bas, par la moitié postérieure de la crète iliaque ;

3° En dedans, par la colonne lombaire ;

4° En dehors, par le bord postérieur du muscle, grand oblique de l'abdomen, délimitant à ce niveau le triangle de J. L. Petit.

Cette région est formée par la superposition de différentes couches que nous allons étudier de dehors en dedans.

1° *Peau.* — La peau de cette région remarquable par son épaisseur et son peu de mobilité, est très adhérente aux sommets des apophyses épineuses ; elle ne présente rien de particulier à signaler.

2° *Couche cellulo-graisseuse sous-cutanée.* — Cette couche est épaisse, dense, plus ou moins chargée de tissu adipeux suivant les individus. Elle peut même se décomposer en deux plans : l'un superficiel, très adhérent à la face profonde de la peau, renfermant toujours de la graisse, l'autre profond, uni à l'aponévrose sous-jacente et de forme lamelleuse.

Chez le malade de Malgaigne, qui fait le sujet de notre observation VI, ce tissu cellulaire, œdémateux, très infiltré de sérosité, compliqua dans une certaine mesure le manuel opératoire.

3° *Aponévrose lombaire.* — Cette aponévrose, la plus résistante de toutes celles du corps humain, a la forme d'un triangle à base insérée à la colonne lombo-sacrée et à sommet externe. Sa résistance provient de la fusion à ce niveau des aponévroses du grand dorsal, du grand fessier, du petit dentelé inférieur, du petit oblique et enfin du feuillet superficiel ou postérieur de l'aponévrose du muscle transverse. On sait, en effet, que cette dernière se sépare en trois feuillets : l'un postérieur ou superficiel se confond, comme nous venons de le voir, avec l'aponévrose lombaire en s'insérant par l'intermédiaire de celle-ci aux apophyses épineuses ; au devant de ce feuillet se trouve la masse sacro-lombaire. Le feuillet moyen glisse entre la masse sacro-lombaire, qui lui est postérieure, et le muscle carré des lombes, qui lui est antérieur, pour venir s'insérer au sommet des apophyses transverses. Le troisième feuillet enfin, antérieur ou profond, vient recouvrir en avant ce même muscle carré lombaire et s'attache à la base des apophyses transverses.

4° *Muscles*. — Nous venons de citer les muscles de cette région :

C'est d'abord la *masse sacro-lombaire*. Ce gros faisceau charnu qui descend presque verticalement des côtes est couché dans la gouttière formée par les apophyses épineuses et transverses. Il dépasse même notablement ces dernières en dehors. La masse sacro-lombaire forme donc le côté interne de la région ; c'est en dehors d'elle qu'on opère dans la colotomie.

Quant au muscle *carré des lombes* attaché en haut à la douzième côte, en bas à la crête iliaque, c'est un véritable muscle intertransversaire. Quadrilatère, aplati, très mince, en grande partie recouvert par la masse sacro-lombaire, qu'il déborde cependant en dehors dans l'étendue de son tiers externe environ, il est logé dans cette sorte de gaîne fibreuse que constituent, comme nous l'avons vu plus haut les feuillets moyen et antérieur (ou profond) de l'aponévrose du muscle transverse : ce dernier feuillet est si peu développé qu'il représente plutôt une toile celluleuse, surtout lorsqu'on le compare aux deux feuillets précédents. C'est entre ce feuillet et la face antérieure du carré des lombes que cheminent les deux *nerfs abdomino-génitaux*, branches collatérales du plexus lombaire. C'est sans doute un de ceux-ci que Malgaigne avait coupé dans son opération (voir plus haut : Observation VI).

Quant aux *artères lombaires*, elles sont, ainsi que leurs branches musculaires, situées presque horizontalement à la face postérieure du muscle carré.

5° *Couche cellulo-graisseuse intra-abdominale*. — Toutes les parties que nous venons d'énumérer étant enlevées, on trouve une lame de graisse fine et jaune plus ou moins épaisse suivant les sujets et qui remplit un vaste espace limité : en haut par la douzième côte, en bas par la crête iliaque. Le rein, ou pour mieux dire la moitié inférieure de cet organe, occupe environ le tiers supérieur de cet espace. On sait qu'il descend un peu plus bas à droite qu'à gauche. à cause de la présence du foie. Le colon remplit donc les deux tiers inférieurs de cette région ainsi mise à nu.

6° *Péritoine*. — Le péritoine forme la limite profonde de la légion lombaire, mais il en est très écarté par suite de la présence du rein et du colon qui le soulèvent. Cet intestin en effet, n'est pas recouvert de péritoine dans toute sa circonférence : une partie de sa face postérieure en est dépourvue, de sorte qu'en ce point le colon repose sur le carré des lombes par l'intermédiaire du mince feuillet antérieur de l'aponévrose du transverse et d'une légère couche cellulo-graisseuse.

Les auteurs ont longuement discuté sur l'existence constante d'un mésocolon. Comme le fait remarquer Amussat dans son deuxième mémoire, lorsqu'on examine le colon par la cavité abdominale ou tiraille forcément en avant cet intestin et l'on détermine par là même la formation d'un mésocolon. Lorsqu'au contraire on étudie les organes comme nous venons de le faire en procédant d'arrière en avant, on arrive toujours sur une portion de paroi intestinale dépourvue de séreuse; mais cette portion peut varier d'étendue suivant l'état de plénitude ou de vacuité de l'intestin. Telle est du moins la disposition la plus fréquente des parties chez l'adulte. On sait que chez les nouveau-nés le rein occupe tout l'espace costo-iliaque et descend presque jusque dans le bassin.

Nous venons de donner la description anatomique sommaire de la région lombaire proprement dite. Dans l'opération qui nous occupe, si l'on est obligé de prolonger un peu son incision en dehors, il est certain que l'on devra dépasser la limite externe de cette région. On aurait alors à sectionner :

1° La peau et le tissu cellulo-graisseux sous-cutané ;

2° Les fibres obliques en bas et en arrière du grand dorsal qui viennent s'insérer sur l'aponévrose lombaire ;

3° Les fibres du grand oblique de l'abdomen, qui se distinguent des fibres du grand dorsal sus-jacent en ce qu'elles sont légèrement inclinées en bas et en avant ;

4° Celles du petit oblique dont la direction croise celle du précédent, et qui en dedans viennent aussi s'insérer, comme nous l'avons vu plus haut, à l'aponévrose lombaire ;

5° Les fibres horizontales du transverse qui se continuent à la partie interne par l'aponévrose à trois feuillets, que nous avons décrite ci-dessus.

CHAPITRE II

MANUEL OPÉRATOIRE.

§ 1. *Procédé de Callisen*. — Le chirurgien danois dans son liv. attitulé *Institutiones hodiernæ chirurgiæ*, ne trace aucune règle fixe pour le manuel opératoire de la colotomie. Nous avons dit d'ailleurs qu'il ne pratiqua jamais cette opération sur le vivant, mais seulement sur le cadavre d'un enfant nouveau-né. On sait aussi qu'il ouvrit le péritoine. Il avait pratiqué à la région lombaire une incision verticale à peu près parallèle et contiguë au bord externe du muscle carré des lombes. N'ayant pas réussi à éviter le péritoine il fit immédiatement une deuxième incision dans le même sens que la première mais beaucoup plus interne, plus près par conséquent de la colonne vertébrale : il arriva cette fois d'emblée sur la face postérieure du colon dépourvue de séreuse.

§ 2. *Procédé d'Amussat*. — L'incision pratiquée par Amussat au lieu d'être verticale comme celle de Callisen était horizontale. Le but principal de ce procédé était de découvrir l'intestin plus sûrement. On vient en effet de voir que Callisen avec son incision verticale avait tout d'abord manqué le colon. Pareil accident n'est pas à craindre avec l'incision transversale, mais peut-être si celle-ci était trop allongée risquerait-on de dépasser les limites de la portion d'intestin non recouverte par la séreuse. A deux travers de doigt au-dessus de la crête iliaque, ou mieux au milieu de l'espace compris entre celle-ci et la dernière fausse côte, il divisait transversalement : la peau, le tissu cellulaire et l'aponévrose lombaire. Cette incision commençant au bord externe de la masse sacro-lombaire s'étendait jusqu'au milieu du bord supérieur de l'os des îles sur une longueur de cinq à six centimètres. Arrivé sur les muscles il coupait crucialement le grand oblique, le petit oblique, le transverse, puis l'aponévrose profonde. Quelquefois il était nécessaire d'inciser le bord externe du carré des lombes. Enfin avec beaucoup de précautions et en s'aidant de la sonde cannelée il excisait le tissu adipeux doublant la face postérieure du colon.

La reconnaissance de l'intestin n'était pas toujours chose facile d'autant plus que les bandes musculaires longitudinales du colon sont, l'une antérieure, les deux autres latérales et par conséquent toutes inaccessibles à la vue de l'opérateur. Amussat s'aidait dans ces cas surtout, du toucher et de la percussion. Ce chirurgien avait fait de plus chez une de ses opérées (voir l'observation IV) une remarque fort importante suivant lui : c'était la présence aux parties latérales de la plaie d'une tache jaunâtre indiquant la réflexion du péritoine en dehors de l'intestin. Il avait donné encore un assez bon signe pour distinguer l'intestin grêle du colon, c'est que le premier suit les oscillations respiratoires tandis que le colon n'y participe pas. Dans presque toutes ses observations que nous avons rapportées dans ce travail nous l'avons vu ponctionner l'intestin avant d'en pratiquer l'incision et la suture. On ne s'explique pas facilement la raison de cette manœuvre ; c'était sans doute pour affaisser l'intestin et l'attirer plus facilement vers l'angle antérieur de la plaie auquel il le fixait.

§ 3. *Procédés des chirurgiens anglais.* — Deux surtout sont à noter : le premier celui d'Allingham n'est autre que celui de Callisen avec des points de repère plus précis. Le bord libre du muscle carré des lombes qui constituerait un point de repère excellent est loin d'être toujours facile à reconnaître : Allingham marque sur la crête iliaque un point situé à un demi pouce en arrière de son milieu, en d'autres termes à deux centimètres en arrière du milieu de la crête iliaque entre les épines supérieures antérieure et postérieure. Le côlon se trouve dans la direction d'une ligne abaissée perpendiculairement du rebord des côtes sur ce point. L'incision est donc verticale comme l'était celle de Callisen.

Bryant, au lieu de l'incision transversale d'Amussat et longitudinale de Callisen, préconise une incision oblique en bas et en avant, allant de la dernière côte vers l'épine iliaque antérieure et supérieure. Cette incision, indiquée précédemment par Baudens, doit avoir une longueur de quatre pouces ; elle a l'avantage de suivre mieux le trajet des vaisseaux et des nerfs et de découvrir dans une plus large étendue le bord du carré des lombes. Avec ce procédé on manœuvre plus à l'aise et le débridement du carré des lombes suffit généralement sans qu'il soit besoin de recourir à l'incision cruciale comme le recommandait Amussat.

§ 4. *Procédé de M. le professeur Trélat.* — C'est l'incision de Bryant modifiée que M. Trélat adopta dans l'opération du jeune malade qui fait le sujet de notre observation I. Voici du reste comment il procéda :

Le malade, une fois anesthésié par le chloroforme, fut couché sur le flanc droit. Il reposait sur la cuisse et l'épaule. Comme alors le flanc tendait à se creuser et que la douzième côte se rapprochant par ce fait de la crête iliaque, l'espace déjà étroit où l'on devait agir aurait encore été restreint, on disposa des coussins de manière à faire bomber le flanc gauche.

La ligne suivant laquelle M. Trélat fit alors son incision est oblique d'arrière en avant et longue de six centimètres. Comme celle de Bryant, elle s'étend de la douzième côte à la crête iliaque, mais elle est mieux déterminée : son milieu coïncide en effet avec le milieu de la ligne adoptée par Allingham, et son extrémité inférieure répond au milieu de la distance qui sépare les épines iliaques supérieures, antérieure et postérieure. Elle a le triple avantage d'être facile à déterminer, de donner suffisamment de jour et de conduire avec certitude sur l'organe recherché. En effet, le colon répond exactement au point d'intersection des deux lignes d'Allingham et de M. Trélat (1).

C'est donc en suivant cette voie que le maître incise la peau le tissu cellulo-graisseux sous-cutané, puis les muscles grand dorsal en haut, petit oblique en avant ; il coupe le grand oblique, coloie le triangle de J. L. Petit. Le muscle carré lombaire vint alors faire hernie au fond de la plaie simulant à s'y méprendre une portion d'intestin. Il fut incisé à son tour et l'on découvrit le feuillet an-

1. On peut ajouter enfin que l'incision oblique, mieux que l'horizontale, assure aux matières fécales un écoulement facile, qui ne risque pas, en décollant les lèvres de la plaie, de fuser entre les différentes couchss de la région.

térieur de l'aponévrose abdominale postérieure avec ses vaisseaux et ses nerfs. On la divisa sur la sonde cannelée. Ceci fait, en écartant la graisse fine et jaune de la région on aperçut un noyau blanc jaunâtre, tranchant sur la couleur des fibres musculaires. C'était le colon. On le reconnut à sa forme, à sa sonorité sous une percussion légère, à ses bandes musculaires par le toucher.

On était donc arrivé au but sans aucun incident opératoire et sans léser aucunement le péritoine.

Il restait à faire les sutures de façon à diriger convenablement l'écoulement des matières : on commença par introduire à chaque extrémité de l'incision un fil qui sans entamer les parties molles extérieures traversa l'intestin de dehors en dedans, puis à quelques millimètres de son entrée, de dedans en dehors, ces fils servirent à attirer et fixer le colon.

Cela fait, sur la ligne médiane de cet intestin, on enfonça une aiguille à fil d'argent qu'on fit ressortir sur le côté et finalement avec laquelle on embrocha les parties molles d'un côté de la plaie.

Par le même trou et procédant de la même manière on fit pénétrer un autre fil se portant du côté opposé.

Six fils furent ainsi passés.

C'est alors qu'on incisa l'intestin entre les deux fils tandis que les deux chefs tirés de chaque côté déterminaient l'application de l'organe aux rebords cutanés de la plaie.

CONCLUSIONS

1° En présence d'un rétrécissement cancéreux du rectum qui ne peut être ni extirpé, parce qu'il est trop élevé et adhérent aux organes voisins, ni sectionné, parce qu'il remonte trop haut et qu'on ouvrirait le péritoine, l'opération d'anus artificiel est indiquée. Telle est, du moins, la pratique généralement admise en France (1) ;

2° A peine pratiquée dans notre pays, lorsqu'elle est devenue journalière en Angleterre et en Amérique, la colotomie lombaire nous semble, d'après l'observation clinique et l'anatomie, une opération moins dangereuse, aussi facile et moins gênante, comme résultats, que l'établissement de tout autre anus artificiel ;

3° Elle ne mérite donc pas le discrédit dans lequel elle est tombée chez nous ;

4° Il est nécessaire, toutefois, d'avoir recours à un manuel opératoire exactement précisé.

1. Nous n'avons eu en vue, dans cette thèse, que la colotomie lombaire pratiquée à une période déjà très avancée du cancer rectal. Mais, dans le cours de ce travail, nous avons signalé l'opinion de certains chirurgiens étrangers qui en font une opération du début, préventive pour ainsi dire et qui, paraît-il, retarderait la marche de la néoplasie. Il ne nous semble pas qu'en France on ait encore envisagé la question à ce point de vue : on a réservé la colotomie lombaire pour les cas désespérés d'obstruction intestinale.

BIBLIOGRAPHIE

AUTEURS FRANÇAIS

Amussat. — Premier mémoire sur l'anus artificiel lombaire, lu à
l'Académie de Médecine le 1ᵉʳ octobre 1839. — Deuxième
mémoire sur le même sujet, lu le 14 septembre 1841. —
Troisième mémoire, 1842.

Bulteau. — De l'intervention chirurgicale dans l'occlusion intestinale. Thèse de Paris, 1878.

Follin et Duplay. — Pathologie externe, t. VI, page 311.

Foohler. — Observation de colotomie lombaire dans le Lyon
médical, numéro de septembre 1877.

Giraldés. — Art. Anus artificiel dans le Nouveau dictionnaire de
Médecine et de Chirurgie pratiques, T. II, p. 633.

Goyrand (d'Aix). — Quelques mots sur l'entérotomie lombaire et
iliaque, dans le Bulletin de thérapeutique, 30 août 1856.

Guyon. — Art. Anus artificiel, dans le Dictionnaire encyclopédique
des Sciences médicales, T. V, page 521.

L. Labbé. — Des indications de la création d'un anus contre
nature et principalement d'un anus lombaire, dans les cas
de cancer du rectum (Mémoire lu à l'Académie de Médecine
le 26 novembre 1878.

Malgaigne. — 1° Journal de chirurgie, 1844, T. II, page 252.
2° Manuel de médecine opératoire (revu par le professeur L. Lefort). Huitième édition, T. II, page 420.

Nélaton. — Éléments de pathologie chirurgicale, T. IV, 1857.

Petit (L. H.). — Des opérations palliatives chez les cancéreux.
(Mémoire lu à l'Association française pour l'avancement des
sciences le 27 août 1878).

Peyrot. — De l'intervention chirurgicale dans l'obstruction intestinale. Thèse d'agrégation de Paris 1880.

Pinguet. — Du traitement des rétrécissements du rectum (Thèse de Paris 1873).

Pinte. — Thèse de Paris 7 juin 1841).

Reclus. — Traitement du cancer ano-rectal dans la Gazette hebdomadaire de médecine et de chirurgie (n° 27 du 8 juillet 1881).

Richard. — De l'opportunité de l'anus artificiel dans les tumeurs du rectum. Thèse de Paris, 1875.

Trélat et Delens. — Art. rectum (pathologie) dans le dictionnaire encyclopédique des sciences médicales, T. II (3me série), page 756.

Trélat. — Leçons orales à l'hôpital Necker, le 31 mai et le 2 juin 1881 (Reproduites en partie dans la Gazette des hôpitaux du 11 octobre 1881).

Velpeau. — Nouveaux éléments de médecine opératoire. Paris 1839, T. IV, page 119.

AUTEURS ÉTRANGERS (*Pour mémoire*)

Allingham. — Saint Thomas's hospital. Reports 1870 page 285.

Bryant. — 1° De la colotomie (Lancett, 9 janvier 1875).

—   2° Du traitement chirurgical de l'obstruction intestinale.

Callisen. — 1° Institutiones hodiernæ chirurgiæ. Hafniæ 1797.

—   2° Systema chirurgiæ hodiernæ. Copenhague, 1813.

Coupland and H. Morris. — Du rétrécissement de l'intestin et de la statistique prise comme guide du traitement et du diagnostic. Brit. med. journal, p. 122, 1878 et arch. med. septembre 1878.

Curling. — Diseases of the rectum, 4° édition. London, 1877.

Erichsen. — Leçons cliniques sur l'opération d'Amussat The lancet, 17 janvier 1857.

Erokelens. — Ueber colotomie Arch. f. klin. chirurg. Bd. 23.

Friedberg. — Remarques cliniques et critiques sur l'anus artificiel. Arch. gener. méd., mai-juin, 1857.

Heath. — Plusieurs cas de colotomie. Brit. med. journal. 1874. Leçons cliniques sur la colotomie. Brit. med. journ. Dec, 1877.

Klld. — De la colotomie lombaire. Irish.[hosp. p. 5, 1874.

Laffan. — Indications de l'anus artificiel. The Dublin journ. of med. sciences. Octobre 1872.

Mason (Erskine). — Mém. sur la colotomie lombaire avec six observations. Americ. Journal of med.[sciences. Oct. 1873, p. 354-392.

Maunder. — De l'opération de l'anus artificiel lombaire. Méd. Times and gaz, t. II, p, 413.

Entérotomie, colotomie, six observations. Med. times and gaz. t. II, p. 313, 1877.

Phillips (Benjamin). — Obstruction intestinale par cause interne et sur les moyens de la combattre. London méd. chirurg. transact. t. XXXI, 1848, et Arch. gén. méd. t. XIX, p. 474, 1849.

Rose. — Remarques sur la colotomie. Berlin, Klinische, Wochenschrift. n° 13, 1869.

Smith. — Chirurgie du rectum, 4° édit., Londres, 1877.

Svitzer (E.). — Annotationes in colotomiam. Hafniæ, 1826.

Wagstaffe. — Intestinal obstruction, its causes and treatment. British med. Journ., 1874.

Volkmann. — Cancer et extirpation du rectum. Sammel Klinische Vortræge, 1879, n° 131.

Imprimerie A. DERENNE, Mayenne. — Paris, boulevard Saint-Michel, 52.

Imp. A. DERENNE, Mayenne. — Paris, boulev. Saint-Michel, 52.

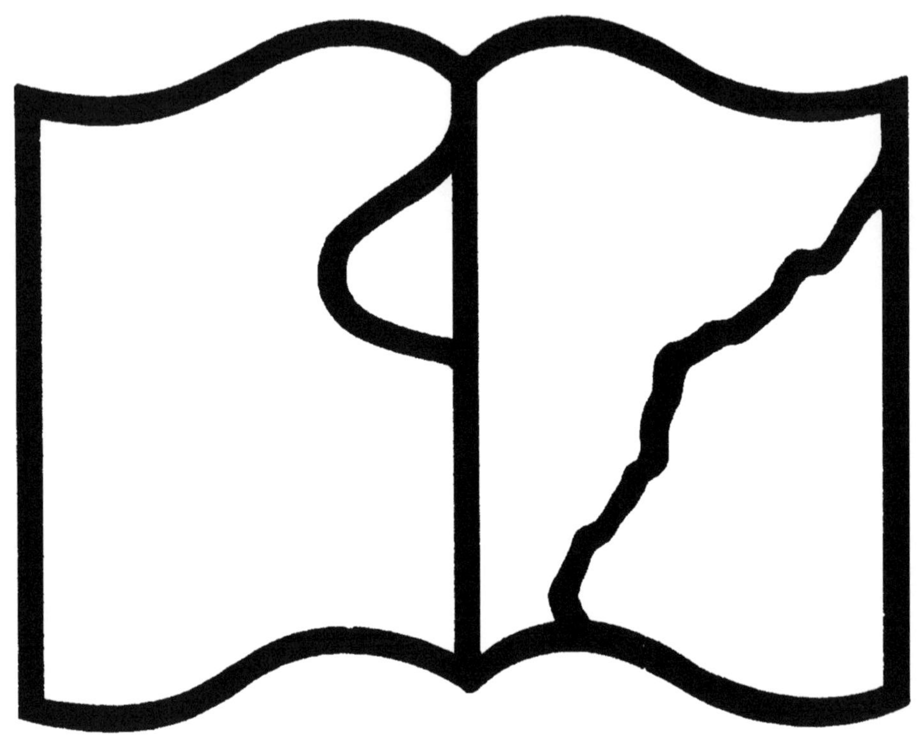

Texte détérioré — reliure défectueuse

NF Z 43-120-11

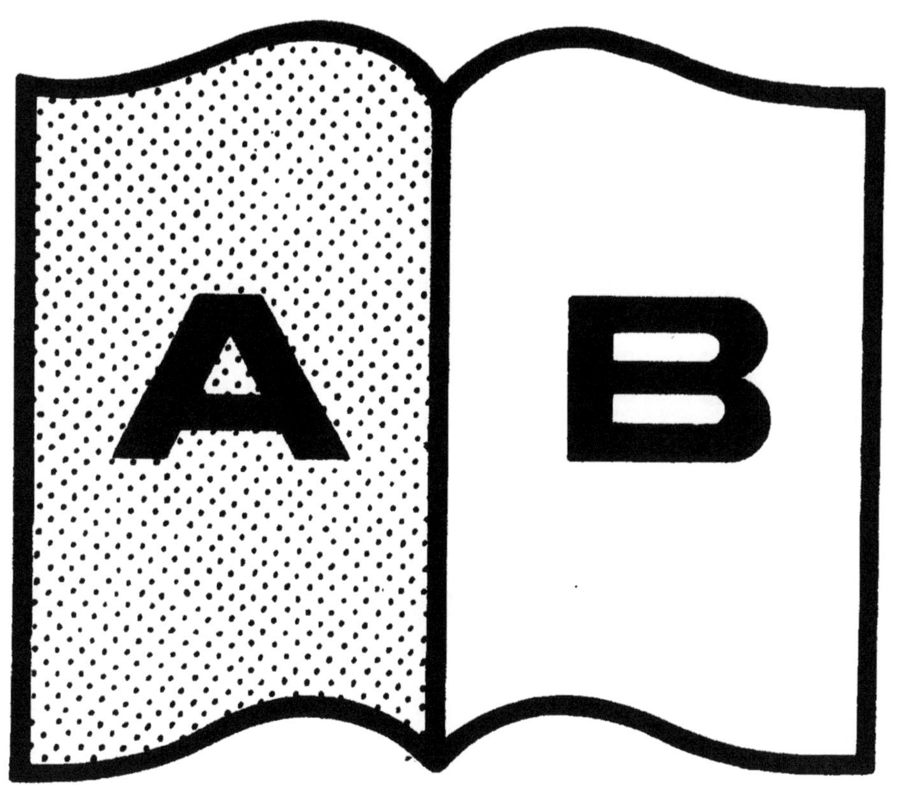

Contraste insuffisant

NF Z 43-120-14

www.ingramcontent.com/pod-product-compliance
Ingram Content Group UK Ltd.
Pitfield, Milton Keynes, MK11 3LW, UK
UKHW021111140726
13695UKWH00004B/1452